T0245910

Yoga para dormir

Primera edición: febrero de 2022
Título original: *Nerumae 10-fun mahō no ne-ochi yoga: 1-nichi no tsukare ga sukkiri torete, gussuri nemureru*
Publicado originalmente en japonés por SHOGAKUKAN.

© B-life, 2021
© de la traducción, Raquel Viadel, 2022
© de esta edición, Futurbox Project S. L., 2022
Todos los derechos reservados.

Diseño de cubierta: Taller de los Libros
Corrección: Carlos Fajardo

Publicado por Kitsune Books
C/ Aragó, n.º 287, 2.º 1.ª
08009, Barcelona
www.kitsunebooks.org

ISBN: 978-84-16788-62-0
THEMA: VFMG
Depósito legal: B 2471-2022
Preimpresión: Taller de los Libros
Impresión y encuadernación: Cachimán Gràfic
Impreso en España – *Printed in Spain*

En caso de duda a la hora de realizar cualquier ejercicio físico, le recomendamos que consulte a su médico.

MARIKO Y TOMOYA

YOGA

PARA DORMIR

Disfruta de un sueño reparador y reduce el
estrés con solo diez minutos al día

TRADUCCIÓN DE
Raquel Viadel

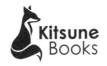

Kitsune
Books

ÍNDICE

Prólogo……..8
¿Qué es el yoga para dormir?..10

Parte 1

Recuperarse de la fatiga...16
Ejercicios 20
Rutina nocturna...36

Parte 2

Yoga para reducir el estrés..50
Ejercicios 54
Rutina nocturna...70

Parte 3

Yoga para dormir...80
Ejercicios 84
Rutina nocturna.. 100

Parte 4

Anímate y descansa 118

Calendario de 2 semanas 126

Para terminar...130
Sobre los autores 135

PRÓLOGO

Hola, soy Tomoya y trabajo en un canal de YouTube que se llama B-life. No obstante, yo solo me encargo de grabar y editar los vídeos. La instructora de yoga y *fitness* es Mariko, mi mujer. En septiembre de 2020, B-life superó el millón de suscriptores. ¡Y todo ha sido gracias a vosotros! Por eso, nos gustaría expresar nuestro más sincero agradecimiento a los espectadores que siempre nos han apoyado.

En febrero de 2020, estábamos grabando en Filipinas. Allí fuimos testigos de cómo el número de turistas disminuía poco a poco a causa del coronavirus. Más tarde, un mes después de regresar a Japón, se declaró el estado de emergencia y el mundo entró en pánico. Con tanta gente encerrada en casa, se dispararon los niveles de estrés y ansiedad. Por nuestra parte, queríamos ayudar de alguna manera. Así fue cómo empezamos a retransmitir en directo a través de YouTube.

Empezamos ofreciendo lecciones dos o tres veces a la semana, con el fin de aliviar la falta de ejercicio y liberar el estrés generado durante el confinamiento. En estos directos, el yoga para dormir

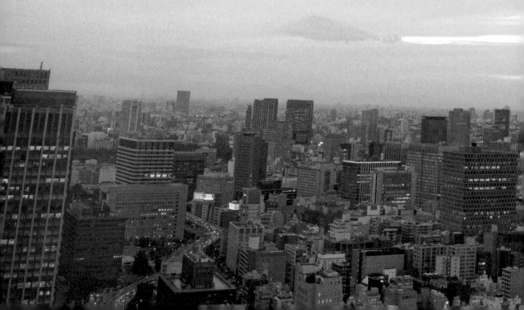

fue recibido especialmente bien. Debido en parte a la crisis del coronavirus, hemos recibido muchas preguntas sobre ejercicios de relajación para dormir y recuperarse del cansancio. Así pues, creemos que las clases en directo han gustado a mucha gente. Es más, algunas personas hasta se quedan dormidas a la mitad.

Por tanto, en esta ocasión, hemos decidido publicar *Yoga para dormir* con la intención de que conozcáis todos los detalles del método para deshacerse del cansancio y el estrés. De esta forma, seguro que lográis dormir bien por las noches.

En este libro no solo encontraréis posturas de yoga, también aprenderéis muchos de los hábitos de relajación que usa Mariko cada noche y que no se encuentran en nuestro canal de YouTube. Espero que podáis utilizar esta obra como referencia.

Tomoya, B-life

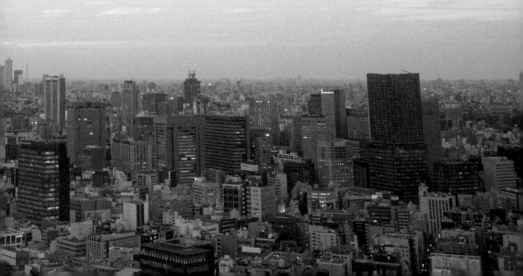

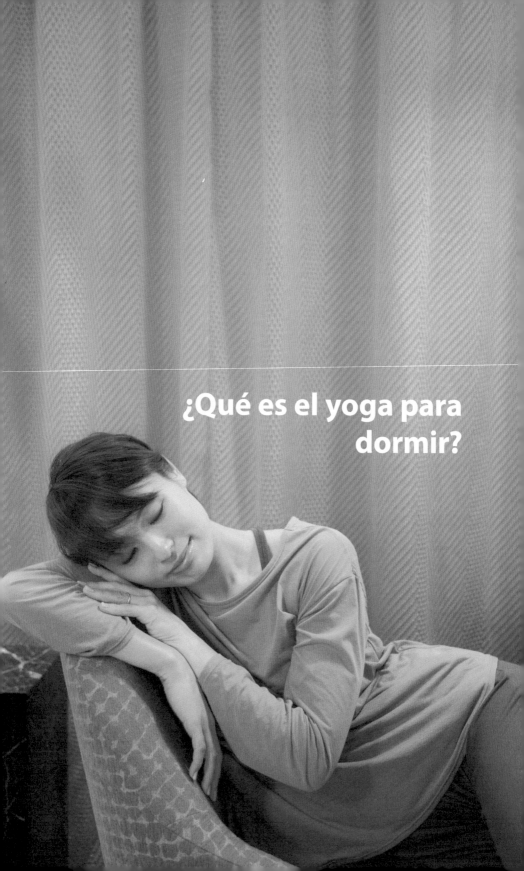

¿Qué es el yoga para dormir?

Soy Mariko, instructora de B-life. En este libro os enseñaré yoga para dormir, así como mis hábitos para relajarme por la noche.

Hay varios tipos de yoga. Unos son más intensos y otros, como el yoga para dormir, más relajados.

A veces, cuando tenemos muchas preocupaciones, ansiedad o cansancio, no dormimos bien, aunque queramos, porque nuestro cerebro permanece demasiado activo. La situación con el coronavirus juega sin duda un papel importante. De hecho, como resultado, muchas personas no logran dormir bien porque se encuentran en un estado permanente de tensión física y mental.

Sin embargo, practicar un poco de *Yoga para dormir* y respirar de forma relajada diez minutos antes de acostarte te ayudará a conciliar el sueño. Tu cuerpo se relajará y liberarás tensiones. **Antes de realizar estas técnicas, conviene saber que el sistema nervioso autónomo está formado por una parte simpática, que se encarga de movilizar el organismo, y otra parte parasimpática, que nos permite volver a un estado de relajación y funciona cuando estamos en reposo. Mediante estas técnicas, conseguirás que ambas partes funcionen correctamente.** Por tanto, si a mitad del ejercicio te entra sueño, puedes dormirte. Exacto: con *Yoga para dormir* te quedarás frito en tan solo unos minutos.

Como este es un tipo de yoga para quedarse dormido, al salir del baño, ponte el pijama y acuéstate. Crea un espacio cómodo para ti: apaga las luces, pon algo de música relajante y usa tu aroma favorito. **La mayoría de las posturas pueden realizarse acostado.** Hazlas en la cama, de tal forma, si te entra sueño, no tienes más que dormirte. No necesitas una esterilla de yoga.

El yoga para dormir que se presenta en este libro se divide, a grandes rasgos, en tres temas:

- Yoga para recuperarse de la fatiga.
- Yoga para reducir el estrés.
- Yoga para dormir.

El yoga para recuperarse del cansancio incluye posturas para aliviar la fatiga de todo el cuerpo: piernas cansadas e hinchazón, dolor de espalda, rigidez de hombros…

El yoga para aliviar el estrés se centra en posturas que permiten abrir el pecho y profundizar la respiración. Al respirar profundamente, el malestar y la irritación desaparecen.

El yoga para dormir se centra en tu yo interior. Hace que el sistema parasimpático sea el dominante y aumenta el efecto de relajación en el cuerpo y la mente.

Hay seis posturas por tema, no importa si haces todas o solo unas cuantas. Por supuesto, también puedes hacer una de cada tema. Todas las posturas son sencillas, por lo que podrás hacerlas aunque nunca hayas hecho yoga o tu cuerpo sea poco flexible. Todas tienen su propio vídeo, pero no es necesario que hagas exactamente la misma postura que yo. Si alguna te resulta muy complicada, ajusta el ángulo y la posición. Si te duele la espalda o la rodilla, no te fuerces y haz el ejercicio hasta donde puedas.

Basta con dedicar, más o menos, un minuto por postura. Hazlo de manera relajada y sintiendo la respiración todo lo posible. Pero tampoco te concentres demasiado en eso, pues te puedes ahogar. Respira cómodamente y ve profundizando a medida que te acostumbras.

La base del yoga es la respiración abdominal, inspira y espira por la nariz. Si te resulta más fácil relajarte exhalando por la boca, también puedes hacerlo. Cuando exhalamos, se impone el sistema parasimpático, en consecuencia, **intenta que tus exhalaciones sean tan largas como puedas.** Al hacerlo, la siguiente inspiración te resultará más sencilla. Si estás de mal humor, puedes relajarte con exhalaciones profundas o suspiros.

De hecho, la gente que ha probado el yoga para dormir me dice que su sueño ha mejorado y que ahora se duerme con más facilidad. Algunas personas que sufrían trastornos del sueño me han dicho que ahora pueden dormir sin tomar ningún medicamento.

Idealmente, al practicar el yoga para dormir tu cuerpo recuperará su estado natural. Si puedes, acostúmbrate a practicarlo cada noche antes de ir a la cama. Al convertirlo en un hábito aprenderás a reconocer tu estado mental y a diferenciar entre el cansancio, la sensación de pesadez en el cuerpo o el mal humor.

Es probable que aquellas personas que no consiguen practicar el yoga para dormir durante un largo periodo de tiempo, simplemente, se estén esforzando demasiado. El secreto para conseguir convertirlo en un hábito que te dure mucho tiempo es practicarlo sin presionarse y dentro de un rango en el que te sientas cómoda. Si un día te duele el hombro, haz solo una postura y vete a la cama. Con el yoga para dormir te desharás del cansancio del día, dormirás bien y al día siguiente podrás demostrar tu verdadera fuerza. Así que, ¡inténtalo esta misma noche!

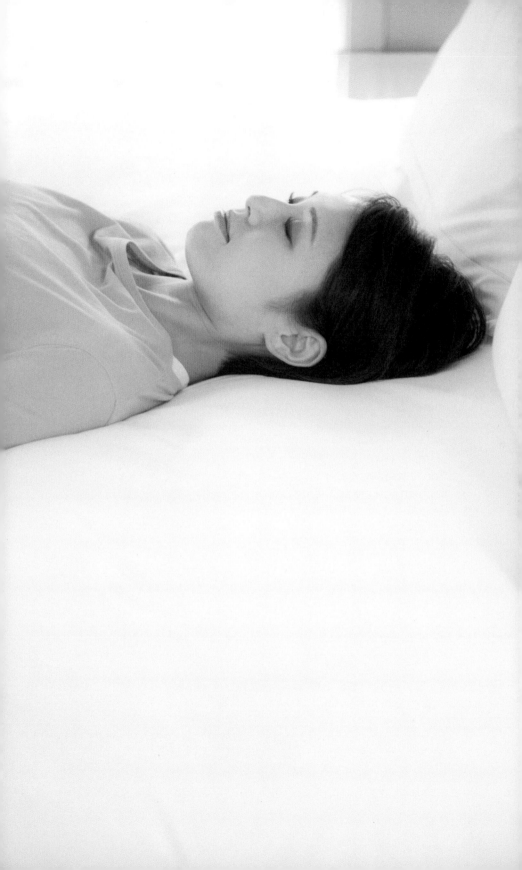

PARTE 1

Me disculpo por haber trabajado tanto

RECUPERARSE DE LA FATIGA

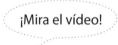

¡Mira el vídeo!

En el vídeo podrás ver las posturas de las páginas 20-25 y 30-35.
(Yoga para recuperarse de la fatiga) #414/23 minutos.

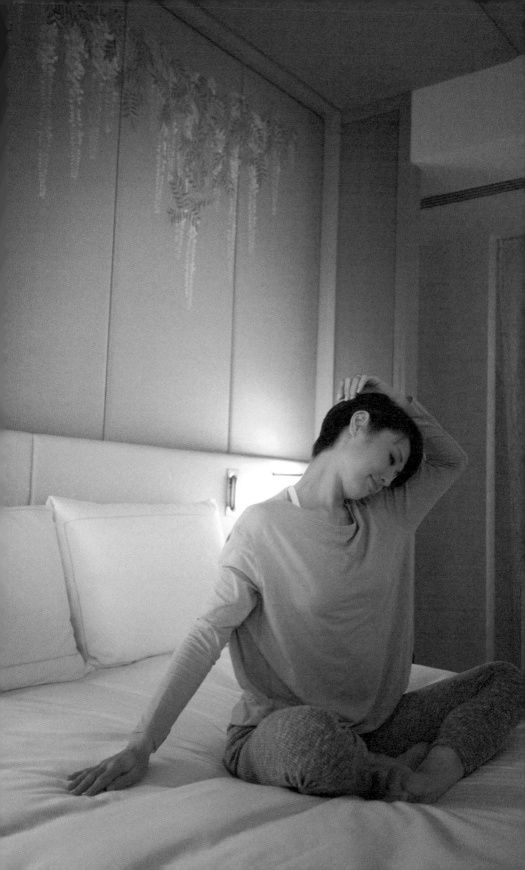

Introducción

DESHAZTE DE LA FATIGA FÍSICA Y MENTAL

Cuando me despierto por la mañana, hago ejercicio, yoga o pilates. Después de desayunar con mi familia y llevar a mi hija a la guardería, trabajo grabando los vídeos de las lecciones o contestando entrevistas. También voy a clases de pilates, a la peluquería, a hacerme la manicura, a correr… Y no paro hasta la noche.

Por la noche, sobre todo tras un día tan intenso, siento las piernas hinchadas, la cintura y los hombros agarrotados, y el cuerpo agotado. A las personas que trabajan de pie también se les hinchan las piernas por la noche. Mientras tanto, las que trabajan en oficinas sufren más dolores en la espalda y los hombros. En esta parte, te voy a enseñar diferentes posturas para aliviar la fatiga de todo el cuerpo, aliviar el cansancio y la hinchazón de las piernas, y aflojar los músculos de la zona lumbar y los hombros. De esta forma, cuidarás tu cuerpo después de haber trabajado durante todo el día. Asimismo, con estas técnicas conseguirás tener la mente tranquila y despejada.

En concreto, el estiramiento de piernas (p. 32), que consiste en estirar las plantas de los pies, alivia el cansancio y la hinchazón de las piernas. La postura de la tortuga (p. 20), el cisne durmiente (p. 24) y el bebé feliz (p. 34) aflojan los músculos de la cadera, mejoran el flujo sanguíneo de la pelvis y estimulan los ganglios linfáticos inguinales. Aflojar los músculos de la zona de la cadera ayuda a prevenir el dolor de espalda. Bajar la cabeza con la postura de la tortuga también tiene un efecto relajante para la mente. Para los hombros agarrotados, recomiendo la postura del abanico (p. 22), que consiste en levantar los brazos, y la postura de las alas abiertas (p. 30), para abrir el pecho. Tu función respiratoria mejorará y te sentirás mejor de forma natural. En nuestro cuerpo todo está conectado, por lo tanto, lo ideal es hacer todas las posturas de manera uniforme. Sin embargo, si por culpa del cansancio no consigues hacerlas todas y, por ejemplo, tienes los hombros agarrotados, puedes realizar solo las posturas más efectivas para tu situación.

Aflojar suavemente la cadera

POSTURA DE LA TORTUGA

- Aumenta la flexibilidad de la cadera.
- Ajusta la distorsión de la pelvis.
- Mejora y previene el dolor de espalda.
- Tiene un efecto sedante.

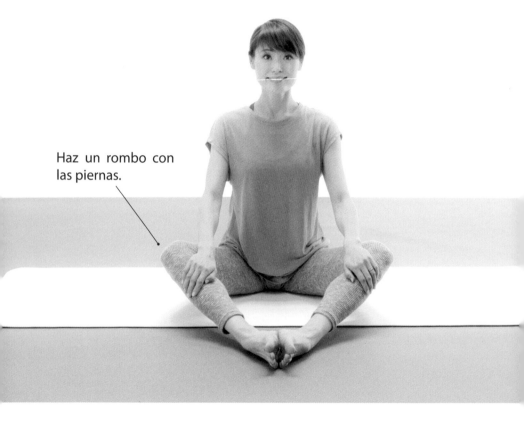

Haz un rombo con las piernas.

1 Junta las plantas de los pies y abre la cadera. Pon los pies hacia delante formando un rombo con las piernas.

Dado que esta postura afloja la articulación de la cadera y estimula la circulación sanguínea en la pelvis, puede ayudar con trastornos ginecológicos tales como aliviar el dolor menstrual y ajustar el equilibrio hormonal.

Relaja la espalda y la zona lumbar.

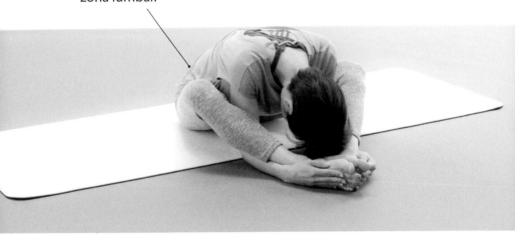

2 Pasa ambas manos por debajo de las pantorrillas y envuelve los pies desde el exterior. Estira la columna vertebral mientras inspiras e inclínate hacia delante mientras espiras.

Estira las axilas
y respira

POSTURA DEL ABANICO

- Mejora la función respiratoria.
- Elimina los hombros agarrotados.
- Ajusta el sistema nervioso.
- Mejora la función de los órganos internos.
- Mejora el dolor de espalda.

Si no puedes estirarte hacia los lados, estírate hacia delante.

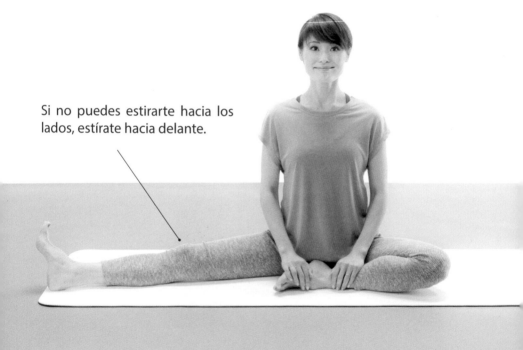

1 Dobla una pierna y tira del talón hacia el centro del cuerpo. Estira tanto como puedas la otra pierna hacia el lado.

Al levantar el brazo que normalmente está hacia abajo, se estiran los músculos de los costados y se profundiza la respiración.

El oxígeno se distribuye por todo el cuerpo y se revitaliza el cuerpo y la mente.

También ayuda a aliviar la rigidez de hombros y a mejorar la postura.

Estírate hacia un lado sin caer hacia delante.

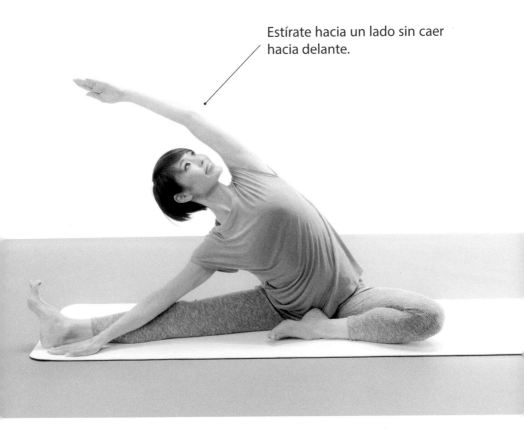

2 Levanta la mano mientras inspiras y estira la parte superior del cuerpo hacia el lado de la pierna estirada mientras espiras. Posa la mirada en la mano. Hazlo hacia ambos lados.

Estimula la circulación sanguínea en la parte inferior del cuerpo

CISNE DURMIENTE

- Aumenta la flexibilidad de la cadera.
- Ajusta la distorsión pélvica.
- Elimina la hinchazón y la frialdad de pies.
- Alivia el dolor de espalda.

1 Dobla una pierna hacia delante y colócala hacia el centro de tu cuerpo y estira la otra pierna hacia atrás.

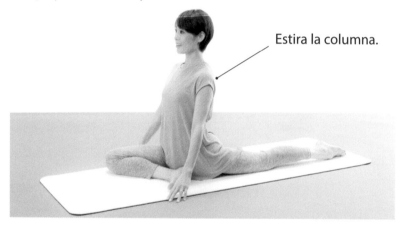

Estira la columna.

2 Dobla la parte superior del cuerpo hacia delante. Mantén la posición y respira lentamente. Repite hacia el otro lado.

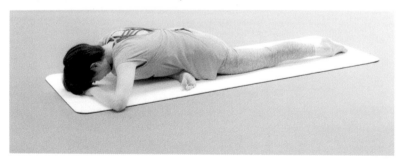

Afloja los glúteos y aumenta la flexibilidad de la cadera.

Estimula la circulación sanguínea de la pelvis y alivia el dolor menstrual.

Dado que estimula los ganglios linfáticos inguinales, alivia la hinchazón, el cansancio y la frialdad de pies.

1 Si te resulta difícil, prueba sentada mientras doblas hacia el lado la rodilla de la pierna que está hacia atrás. Mantén la espalda recta.

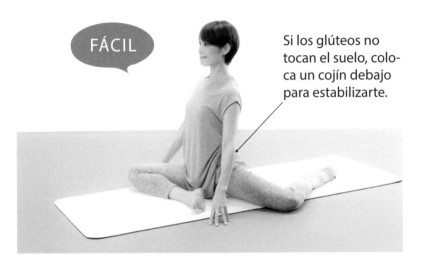

FÁCIL

Si los glúteos no tocan el suelo, coloca un cojín debajo para estabilizarte.

2 Coloca las manos hacia delante y dobla la parte superior del cuerpo. Hazlo hasta dónde puedas, tanto como tu flexibilidad te lo permita.

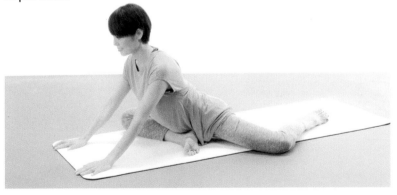

El método de Mariko
para recuperarse de la fatiga 1

RESPIRAR CONSCIENTEMENTE

Sentimos tensión, frustración y estrés a diario. Además, últimamente, tal vez debido a la crisis ocasionada por el coronavirus,
ha aumentado el número de personas que, sin saberlo, sufren de
ansiedad y no logran relajarse. Yo también me estreso cuando la
maternidad o el trabajo no salen como esperaba. Frente a esas
circunstancias, trato de calmarme concentrándome en mi respiración, aunque solo sea por un momento. Para dichas respiraciones,
puedes colocarte en cualquier posición, ya sea sentarse en una
silla o tumbarse en el suelo o la cama. Cierra los ojos, inspira y
espira.

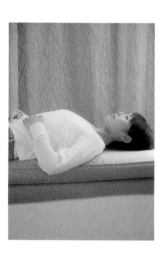
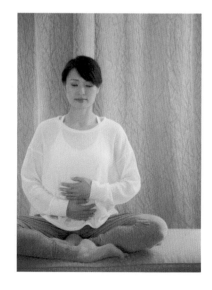

A medida que vayas sintiendo el ritmo y el sonido de tu respiración, esta se ralentizara de forma natural y los latidos de tu corazón se calmarán poco a poco. Solo conseguirás profundizar en este aspecto siendo consciente de tu respiración y tomándotelo con calma.

El sistema nervioso dominante cuando respiramos es el parasimpático. En consecuencia, las exhalaciones han de ser más largas (tanto como puedas) que las inspiraciones. Cuanto más larga sea la espiración, más natural será la próxima inspiración.

El tiempo estándar es de tres a cinco minutos. En mi caso, cuando regreso a casa a menudo coloco los pies en la pared o en una silla para aliviar la hinchazón (p. 28) y cierro los ojos.

Si colocas las manos en el estómago, sentirás mejor tu respiración.

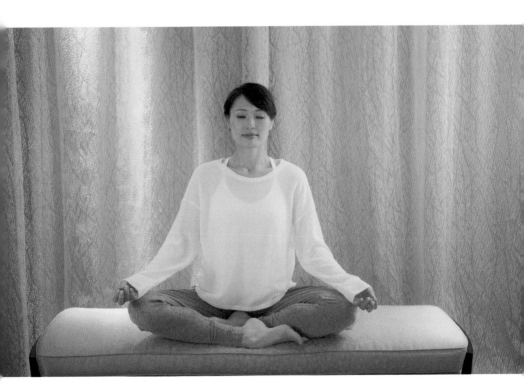

El método de Mariko
para recuperarse de la fatiga 2

LEVANTAR LAS PIERNAS PARA ALIVIAR LA HINCHAZÓN

Si no se alivia la hinchazón de las piernas, los músculos se ponen cada vez más rígidos y empeora el flujo sanguíneo. Por esa razón, cuando llego a casa por la noche coloco ambas piernas en la pared y estiro las pantorrillas para aliviar la hinchazón.

Puedes levantar las piernas tanto como tu flexibilidad te lo permita. Si te resulta difícil levantar las piernas contra la pared, puedes hacerlo en una silla. Lo importante es que queden por encima de la altura de tu corazón. Si quieres estirar bien la parte posterior de los muslos, acerca los glúteos a la pared para pronunciar el ángulo y facilitar el estiramiento.

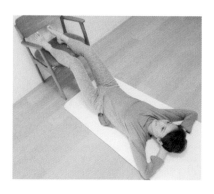

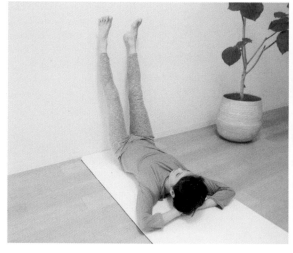

Si te resulta difícil, aleja el cuerpo de la pared. También sienta bien estirar y doblar los dedos de los pies repetidamente.

Yo lo hago varias veces al día después de regresar a casa o tomar un baño, pero sobre todo en la habitación del hotel cuando viajo. **El tiempo estándar es de diez minutos por día.** A veces, mientras estoy con las piernas levantadas, cierro los ojos y me concentro en sentir la respiración. Otras veces, me pongo a escuchar mi canal de YouTube favorito.

De todos modos, lo importante es aliviar la hinchazón ese mismo día.

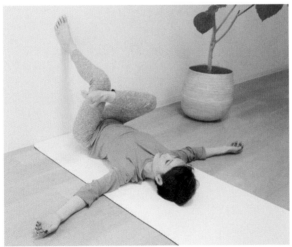

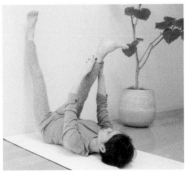

Abrir el pecho y corregir la postura

ALAS ABIERTAS

- Mejora la función respiratoria.
- Mejora la postura.
- Elimina los hombros agarrotados.
- Serás más positiva.

1 Túmbate bocabajo, dobla el codo izquierdo, colócalo hacia el lado y dobla la rodilla derecha. Si te duele el hombro, ajusta la posición del codo.

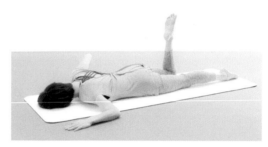

2 Apóyate en el suelo con la mano derecha y levanta el cuerpo hacia el lado derecho colocando el pie derecho detrás de la pierna izquierda. Nota cómo se expande el pecho.

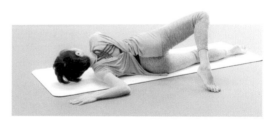

3 Para abrir el pecho del todo, estira el codo izquierdo y levanta la mano derecha. Mira hacia arriba para facilitar la expansión del pecho.

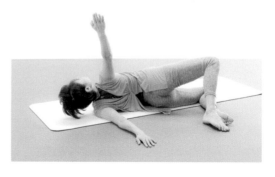

A medida que levantamos el cuerpo y estiramos la mano, también estiramos los hombros y el pecho, mejorando así la función respiratoria y eliminando la rigidez de hombros.

Las posturas en las que abrimos el pecho hacen que nos sintamos más positivos.

HACIA EL OTRO LADO

1 Hazlo hacia el otro lado. Dobla el codo derecho hacia un lado y dobla la rodilla izquierda hacia arriba. Si te duele el codo, ajusta la posición.

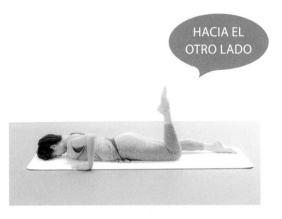

2 Date la vuelta y coloca el pie izquierdo detrás de la pierna derecha. Levanta el cuerpo hacia la izquierda y siente cómo se expande el pecho.

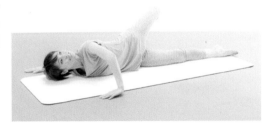

3 Estira el codo derecho hacia el lado y la mano izquierda hacia arriba, hasta donde puedas. Posa la mirada en la mano.

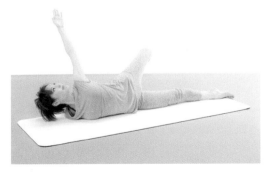

Alivia la fatiga de las piernas

ESTIRAMIENTO DE PIERNAS

- Alivia la fatiga y la hinchazón de las piernas.
- Mejora y previene el dolor de espalda.

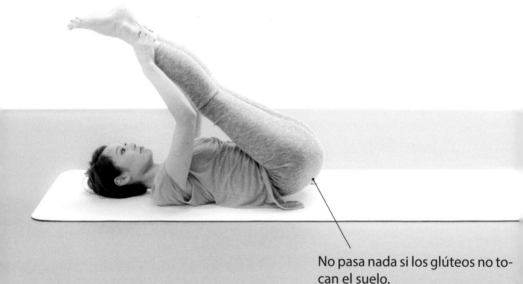

No pasa nada si los glúteos no to-can el suelo.

Túmbate bocarriba y levanta y estira ambas piernas tanto como puedas. Coloca las manos en los tobillos.

Estira la planta del pie para aliviar la fatiga y la hinchazón.

También afloja la parte trasera de los muslos y ayuda a mejorar y prevenir el dolor de espalda.

¡Levanta las piernas para sentirte como nueva!

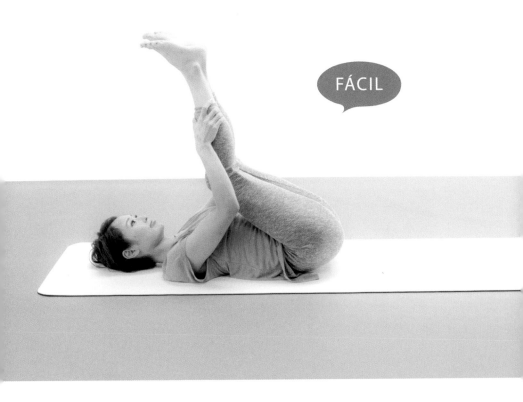

FÁCIL

Si te cuesta estirar las piernas puedes doblar las rodillas. Ajusta el ángulo para estirar la parte que deseas.

Cuidar la pelvis y la cadera

BEBÉ FELIZ

- Aumenta la flexibilidad de la pelvis y la cadera.
- Ajusta la distorsión de la pelvis.
- Mejora el dolor de espalda.
- Tiene efecto relajante.

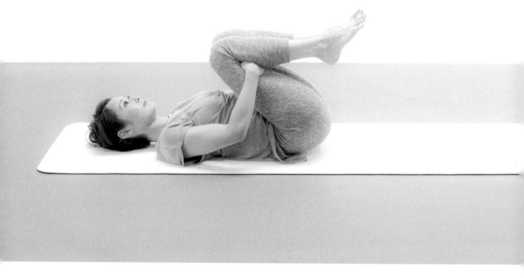

1 Túmbate bocarriba y coloca las manos en la parte trasera de las rodillas. Prepárate para abrir las piernas.

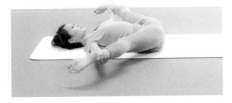

Aflojar la articulación de la cadera ayuda a dormir profundamente.

Doblar las rodillas y abrir la cadera estimula la circulación sanguínea en la pelvis y alivia los trastornos menstruales.

Abrir las piernas tanto como puedas te hace sentir bien. ¡¡Mejora la flexibilidad de la cadera!!

2 Levanta los pies y agárrate las piernas desde la parte exterior, acercando las rodillas a las axilas.

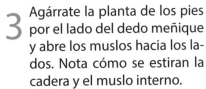

3 Agárrate la planta de los pies por el lado del dedo meñique y abre los muslos hacia los lados. Nota cómo se estiran la cadera y el muslo interno.

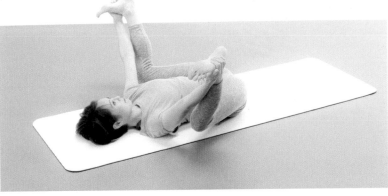

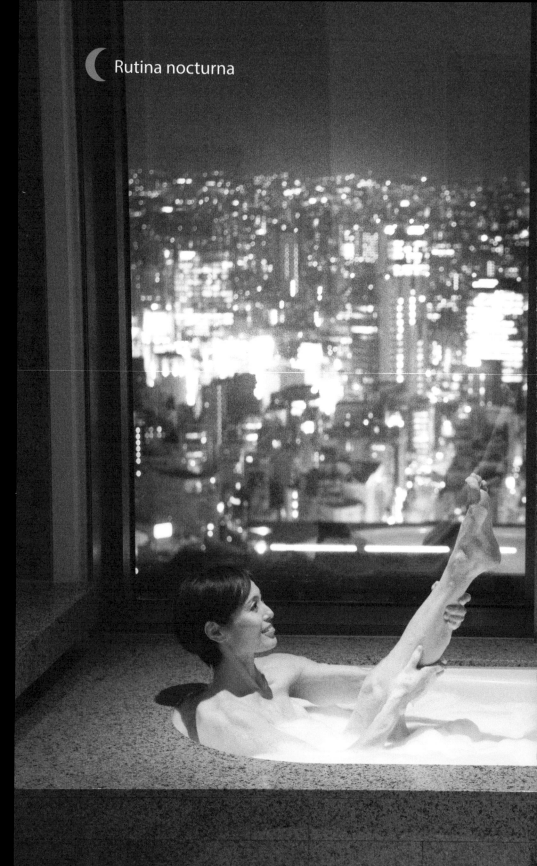

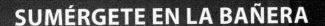

SUMÉRGETE EN LA BAÑERA

Mi método definitivo para recuperarme de la fatiga es darme un baño. Mis baños duran una hora. Es bastante tiempo, así que después de cenar recojo rápidamente para asegurarme un buen rato en la bañera. A veces Tomoya ni siquiera ha terminado de comer (je, je).

Con este baño tendremos tres objetivos: el primero, sudar para drenar el exceso de agua y las toxinas; el segundo, calentar el interior del cuerpo para dormir bien; y, el tercero, masajear y relajar los músculos.

Los «baños calientes y fríos» son un procedimiento básico a la hora de darse un baño. Consisten en intercalar baños tibios y duchas frías. Cualquier sentimiento hostil se esfuma tras un buen baño de una hora. En mi caso, salgo renovada y con la mente despejada. No obstante, mi objetivo principal en el baño es sudar. Y la verdad es que siempre me han gustado los baños calientes. Cuando estaba soltera, solía ir a baños termales para disfrutar de los baños calientes y la sauna. Asimismo, también conviene alternar la sauna con baños fríos para refrescarse.

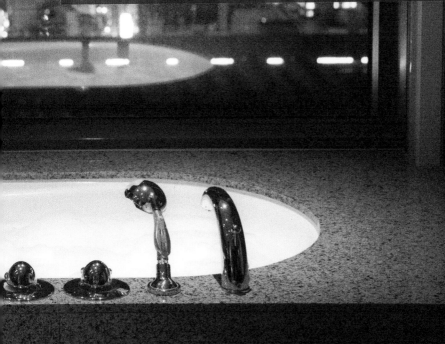

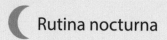

¡Aprovecha el baño para trabajar y masajearte!

Cuando me meto en la bañera, primero me sumerjo hasta el pecho con el agua a unos 40-42° durante 20-30 minutos. Durante ese rato, coloco una toalla en la tapa de la bañera y trabajo desde mi teléfono móvil. Apunto ideas, envío *emails*... Y uso la tapa de la bañera como mesa de trabajo (je, je). Trabajo mucho mejor cuando me relajo en la bañera. Cuando acaba mi jornada, me tomo un tiempo para mí. Veo algo en YouTube, juego, y no me complico con nada. Después de sudar un rato, me levanto de la bañera y me lavo la cara, el cuerpo y el cabello con agua fría. Me vuelvo a meter en la bañera durante diez minutos y después tomo otra ducha de agua fría. Finalmente, me vuelvo a meter en la bañera y me hago masajes. Para acabar, salgo de la bañera y tomo una última ducha fría. Si te relajas en la bañera, los masajes tendrán un mejor efecto. Es fácil adquirir la rutina de masajearte si te sientes cómodo, sin importar el numero de veces que lo hagas.

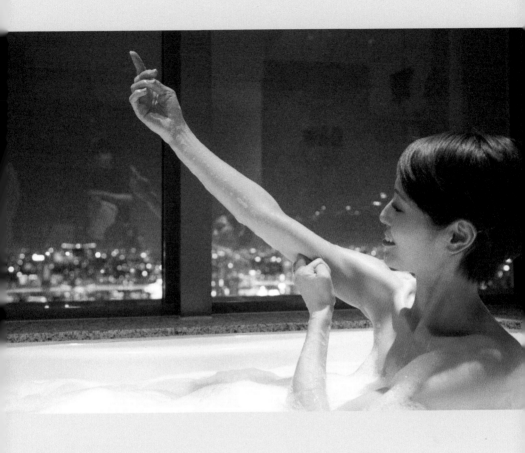

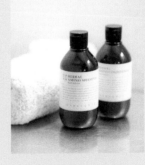

Los aromas que más me gustan son los
de los champús, jabones y tratamientos
de la casa japonesa Marks & Web.

Cómo darte un masaje en la bañera

Cabeza

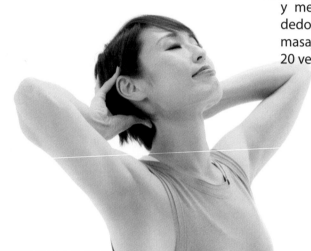

Masajea el cuero cabelludo para contrarrestar la fatiga ocular y mental. Coloca los dedos en la cabeza y masajéate entre 10 y 20 veces.

Cintura

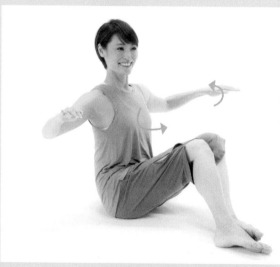

Si quieres moldear tu cintura, hazlo en la bañera. Sujétate del borde de la bañera y gira la cintura hacia la derecha y la izquierda entre 20 y 30 veces.

Cuando te relajes en la bañera, lávate y masajéate.

Detrás de la rodilla

Estimula los nódulos linfáticos de detrás de la rodilla mientras te lavas el cuerpo. Coloca el pulgar tras la rodilla y deja que el pie cuelgue.

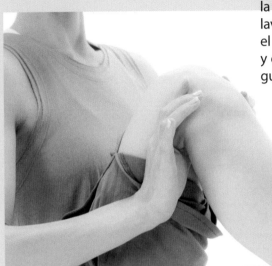

Gemelos

Envuelve las piernas con ambas manos y acaríciate, desde los tobillos hasta los muslos, para eliminar la hinchazón.

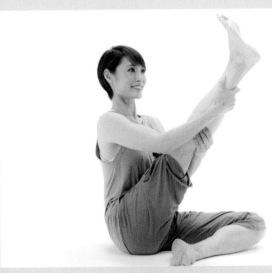

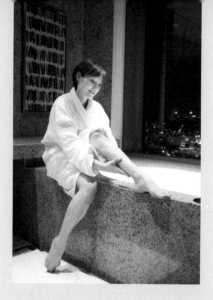

Cuidados para después del baño

Después de haber sudado tanto durante el baño, me gusta beber agua fría con gas. Pero si bebes demasiada, el cuerpo se vuelve a enfriar, así que me aguanto y bebo solo un vaso. Además, después de bañarte, el cuerpo se mantiene caliente y los músculos, relajados. Por tanto, aumenta el efecto de los masajes. Sin embargo, en lugar de masajearte expresamente, **hazlo mientras te aplicas la crema hidratante.**

El modo de hacerlo es estimular de forma placentera los ganglios linfáticos de cada parte del cuerpo para mejorar la circulación: en el escote, alrededor de la clavícula, las axilas, el vientre, las pantorrillas… No hay un artículo específico para este tipo de cuidado; no obstante, a mí me gusta usar aceite de argán de Melvita. Puede usarse en las partes del cuerpo deshidratadas, como la cara o los talones, o aplicarse antes de la crema para que esta penetre más en la piel.

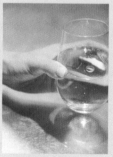
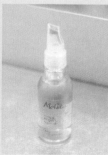

(Izquierda) Mi rutina consiste en beber agua con gas después del baño. (Derecha) Y usar aceite de Melvita antes de la crema para que esta penetre más en la piel.

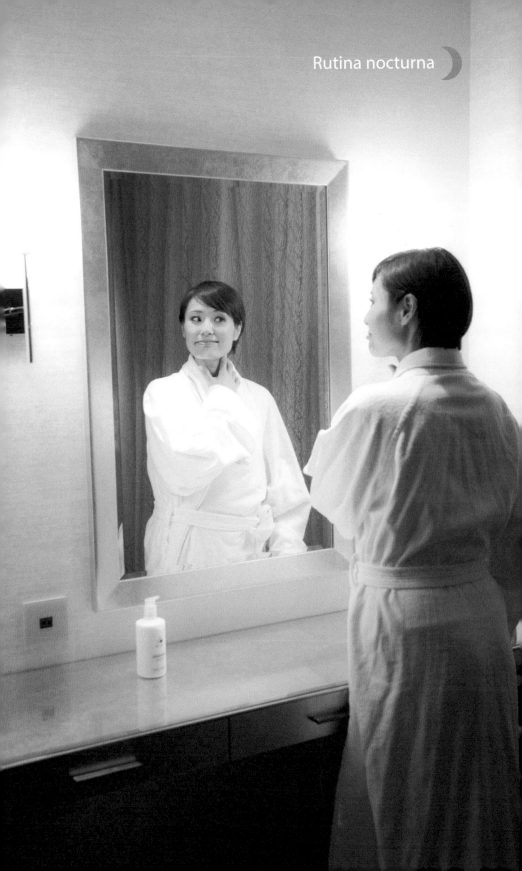

Cuidados para después del baño

Presiona y masajea mientras te aplicas la crema hidratante o sérum.

Cuello

Con los dedos, masajea de arriba abajo alrededor del músculo esternocleidomastoideo, por la parte que va desde detrás de la oreja hasta la clavícula. De esta forma, combates la flacidez facial.

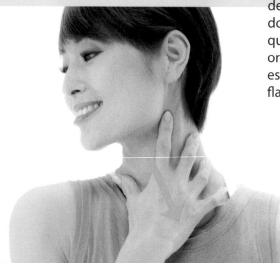

Escote

Estimula los nódulos linfáticos de la clavícula presionándolos con los dedos índice y corazón para relajar el pecho.

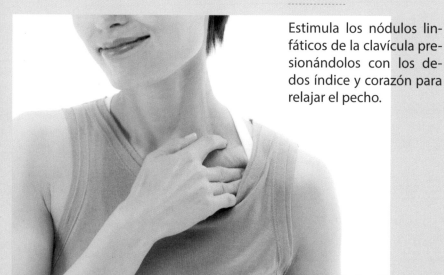

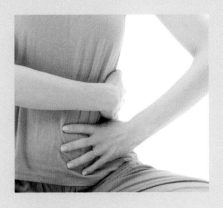 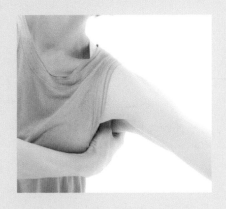

Vientre

Sostén el estómago con una mano y aprieta con la otra. Asegúrate de que la cintura se moldea.

Axilas

Agárrate la axila entre el dedo pulgar y el resto de dedos y presiona para estimular el nódulo linfático con la mano.

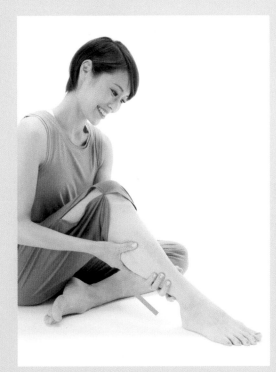

Pantorrillas

Envuelve las piernas con ambas manos y masajea desde los tobillos hasta detrás de la rodilla. Estimula también los ganglios linfáticos detrás de la rodilla.

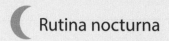

Masajéate los pies
con una pelota de golf

Siempre piso una pelota de golf mientras me seco el pelo. En las plantas de los pies se reúnen todos los puntos que conectan con el cuerpo. De tal manera, te recomiendo pisar y hacer rodar una pelota de golf de una dureza moderada. **Masajeando la planta de los pies después del baño, mejorarás la circulación sanguínea en todo el cuerpo y también combatirás el frío. Además, como resultado, dormirás mejor.**

En realidad, masajear las plantas de los pies con una pelota de golf es un hábito que adquirí cuando hacia *ballet*. Las bailarinas usan mucho los músculos de los pies y es habitual que sufran calambres cuando no los relajan. De ahí que todas mis compañeras llevaran siempre consigo una pelota.

Si sientes que una pelota de golf es demasiado dura y te duele, puedes probar con una de tenis. Así pues, últimamente, se han puesto a la venta diversas pelotas de masaje más blandas que también puedes usar.

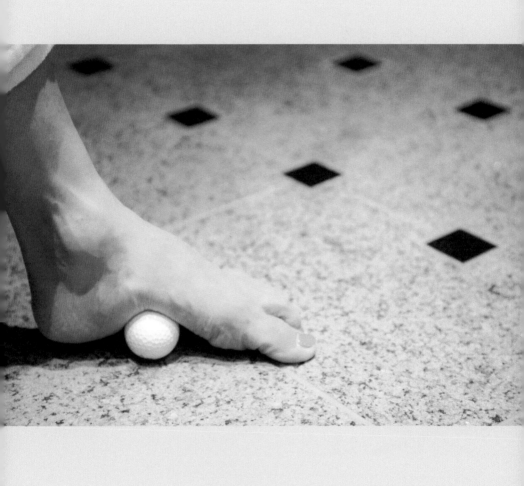

YOGA PARA RECUPERARSE DE LA FATIGA

Vídeos recomendados

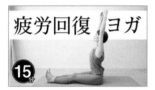
Yoga para recuperarse de la fatiga y dormir profundamente.☆ ¡Deshazte del cansancio diario! #397 / 17 minutos

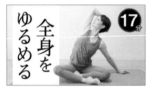
Yoga para relajarse y ganar flexibilidad ☆ #394 / 18 minutos

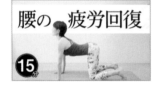
Yoga para revitalizar la cintura, la espalda y la cadera ☆ #384 / 17 minutos

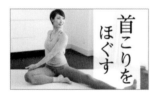
Yoga para combatir los cuellos agarrotados ☆ ¡Acaba con la rigidez en el cuello! #341 / 13 minutos

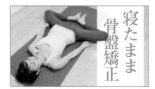
Yoga para corregir la distorsión pélvica al final del día y mientras estás tumbada ☆ #330 / 13 minutos

**Otras recomendaciones de yoga
para recuperarse de la fatiga.
Escanear el código QR te llevará directo a YouTube.
Tambien puesdes buscar por el #númerodevídeo.**

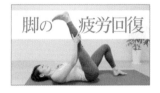 Yoga para aliviar la fatiga y la hinchazón de las piernas ☆
¡Puedes hacerlo mientras estás tumbada!
#315 / 10 minutos

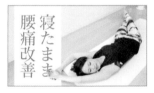 Yoga para principiantes para aliviar el dolor de espalda.
¡Mientras estás tumbada! ☆
#310 / 15 minutos

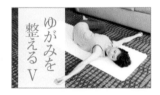 Yoga para corregir la distorsión del cuerpo ☆
¡Corrige la postura y
alivia la fatiga!
#292 / 20 minutos

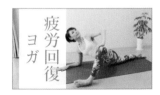 Yoga para recuperarse de la fatiga corporal ☆
¡Combate el dolor de espalda y la hinchazón!
#271 / 25 minutos

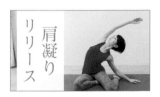 Yoga para liberar los hombros ☆
¡Hombros más ligeros en un instante!
#268 / 18 minutos

Aunque los vídeos están en japonés, las secuencias te resultarán muy fáciles de seguir, porque son muy visuales.

PARTE 2

Elimina los sentimientos hostiles

YOGA PARA
REDUCIR EL ESTRÉS

¡Mira el vídeo!

En el vídeo podrás ver las posturas de las páginas 54-59 y 64-69.
(Yoga para reducir el estrés) #415/ 25 minutos.

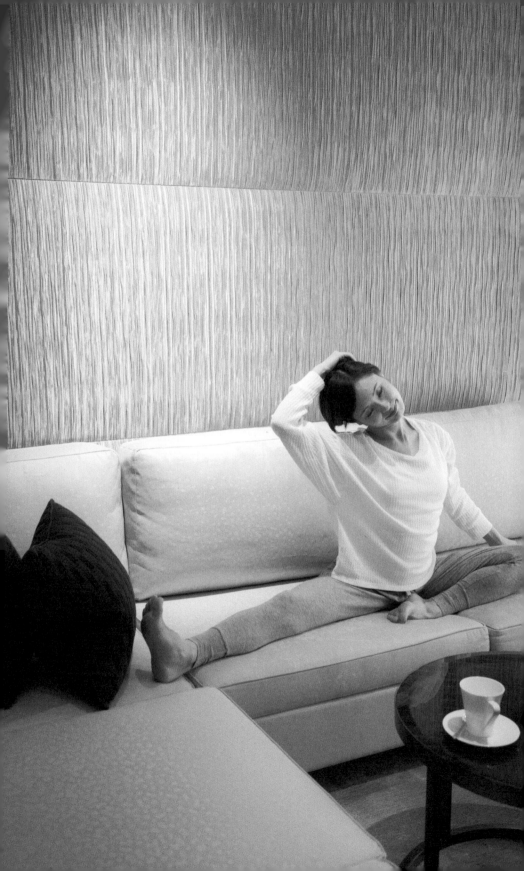

Introducción

ABRE EL PECHO
Y PROFUNDIZA LA RESPIRACIÓN

Debido al coronavirus, se han producido muchos cambios en nuestro entorno. La forma que tenemos de relacionarnos en el trabajo no es la misma. Tampoco nos comportamos igual con nuestros familiares. Esta situación ha hecho que sin darnos cuenta acumulemos mucho estrés. A mí también me sucede. Con el estrés, el cuerpo se tensa y encorvamos la espalda. Dado que tendemos a mirar hacia abajo, el cuello se nos queda agarrotado y el cuerpo enferma con más facilidad.

Por lo tanto, en este capítulo os enseñaré posturas para abrir el pecho y profundizar la respiración. **Al respirar profundamente, la circulación sanguínea de todo el cuerpo mejora y la mente se revitaliza. Entonces, las emociones negativas como el mal humor, la irritación, la impaciencia o la ansiedad desaparecen de forma natural.**

Así pues, abrir el pecho nos ayuda a deshacernos del mal humor y, por consiguiente, nos devuelve el ánimo.

Las posturas en las que nos colocamos bocabajo también facilitan que el sistema parasimpático sea dominante.

Las posturas de la media montura (p. 56), el puente (p. 64) y el cocodrilo (p. 66) nos permiten abrir bien el pecho. También ayudan a mejorar las funciones de los órganos internos que por culpa del estrés son propensos a funcionar peor. Por su parte, las posturas del medio lazo (p. 54) y la desgasificación (p. 58) tienen un efecto relajante excelente. Regulan y equilibran el sistema nervioso autónomo, que tiende a perturbarse. Si sientes el cuello agarrotado o los ojos cansados prueba con el estiramiento de cuello mientras empujas la cabeza. De ese modo, tendrás la mente despejada.

Cuando nos estresamos, tanto nuestro cuerpo como nuestra mente se saturan. Pero muchas veces ni siquiera nos damos

cuenta de que hasta qué punto acumulamos estrés. A fin de evi-
tarlo, debemos mover el cuerpo para relajarlo. Además, de este
modo, también relajaremos la mente. Precisamente por eso hay
personas que no pueden contener las lágrimas tras descubrir este
tipo de yoga.

Calmar la mente poco a poco

MEDIO LAZO

- Ajusta la distorsión pélvica.
- Alivia el dolor de espalda.
- Aumenta la flexibilidad de la planta de los pies.
- Estimula la zona de la cadera.
- Mejora la función de los órganos internos.

1 Siéntate y estira una pierna. Dobla la otra pierna y apóyala encima de la pierna estirada. Endereza la espalda.

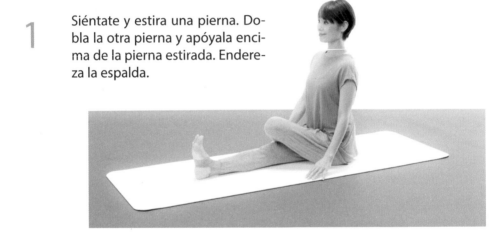

2 Inclina el cuerpo hacia delante manteniendo una rodilla encima de la otra. Coloca los codos en el suelo. Repite lo mismo hacia el lado contrario.

Gradualmente, relaja la fuerza que estás haciendo, de la cintura a la espalda.

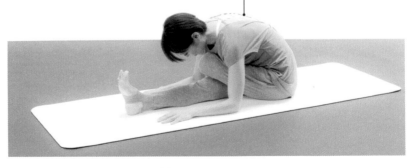

Con esta postura, la parte superior del cuerpo se inclina hacia delante mientras las rodillas están una encima de la otra. Al inclinarse hacia delante y respirar poco a poco, hacemos que el sistema parasimpático sea el dominante.

Puesto que estiramos las plantas de los pies, esta postura también resulta efectiva contra los pies fríos y la hinchazón.

FÁCIL

1 Si te resulta difícil doblar la pierna y colocar una rodilla encima de la otra, puedes hacerlo con la pierna estirada.

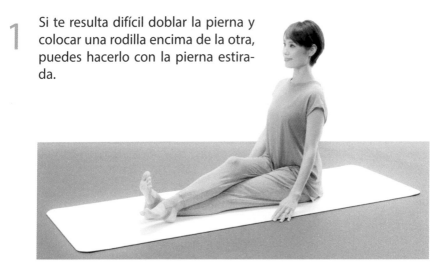

2 Inclínate hacia delante sin hacer fuerza con ninguna parte del cuerpo y coloca los codos en una posición que te resulte cómoda.

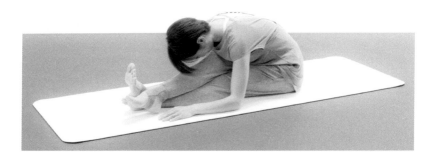

Aliviar el malestar estomacal

MEDIA MONTURA

- Mejora la función digestiva.
- Alivia la fatiga de las piernas.
- Ajusta la distorsión pélvica.
- Mejora la función respiratoria.
- Alivia el estrés.

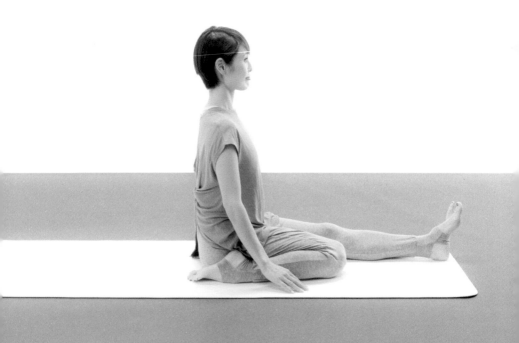

1 Siéntate con una pierna estirada hacia delante y la otra doblada hacia atrás al lado de los glúteos.

Al estirar el interior de los muslos, se estimula el meridiano del estómago ayudando a eliminar el malestar gastrointestinal.

Ayuda a dejar ir las emociones negativas, como el estrés, que tienden a acumularse en el estómago.

2 Con el tobillo estirado, túmbate bocarriba y estira la parte delantera del muslo mientras respiras.

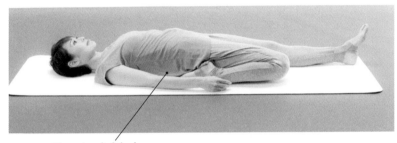

Si se te dobla la cintura, coloca un cojín debajo.

3 Puedes dejar las manos en una posición natural. Pero, si levantas los brazos, el pecho se expande más. Así, te sentirás más relajada.

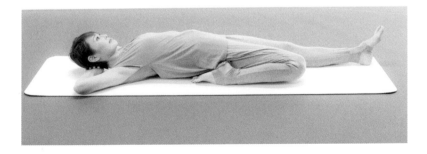

Estimular los intestinos para eliminar el estreñimiento

POSTURA DE DESGASIFICACIÓN

- Mejora la función intestinal.
- Elimina el estreñimiento.
- Alivia el dolor de espalda.
- Tiene un efecto relajante.

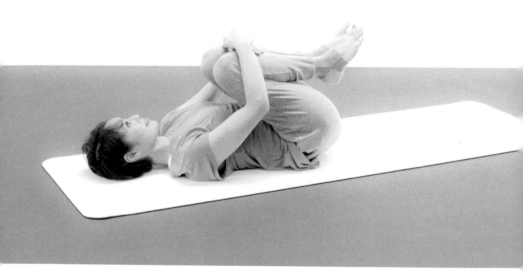

1 Túmbate bocarriba y abraza las rodillas con ambas manos. Mantén la posición mientras haces respiraciones abdominales profundas.

Esta postura estimula los intestinos ayudando a expulsar los gases acumulados para acabar con el estreñimiento.

Dado que se trata de una postura que nos invita a relajarnos, también ayuda al sistema nervioso autónomo a prepararse.

Lleva los muslos al estómago.

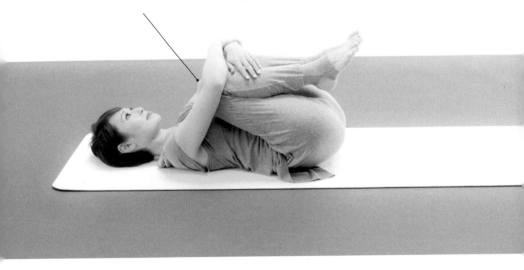

2 Acerca los muslos al estómago y siente la respiración. También puedes sacudirlos de derecha a izquierda para liberar la tensión alrededor de la cintura.

Si estás de mal humor, ¡sal a correr!

Sudar nos revitaliza y nos ayuda a enfrentar el mal humor. Personalmente, me gusta más sudar cuando me baño. No obstante, salir a correr también me encanta.

Normalmente, lo hago después de dejar a mi hija en la guardería. Voy a un gimnasio que hay cerca de mi casa y uso la cinta de correr. Al principio, solo camino rápido y, cuando me siento preparada, aumento la velocidad. Si me canso, reduzco la velocidad y vuelvo a caminar rápido. Corro unos diez kilómetros en una hora. Lo repito tres veces a la semana.

Correr en el exterior es muy saludable, aunque en la cinta evito quemarme con el sol. Además, me gusta ver mis números en el panel de la máquina. De esa forma, me resulta más fácil motivarme para alcanzar una distancia determinada, hasta cuando no me apetece demasiado.

Soy instructora en el gimnasio y empecé a correr para ganar fuerza física. Al principio, no aguantaba demasiado, pero poco a poco conseguí correr durante una hora. Ahora, no puedo vivir sin ello. Es como si lo hiciera para mejorar mi estado de ánimo.

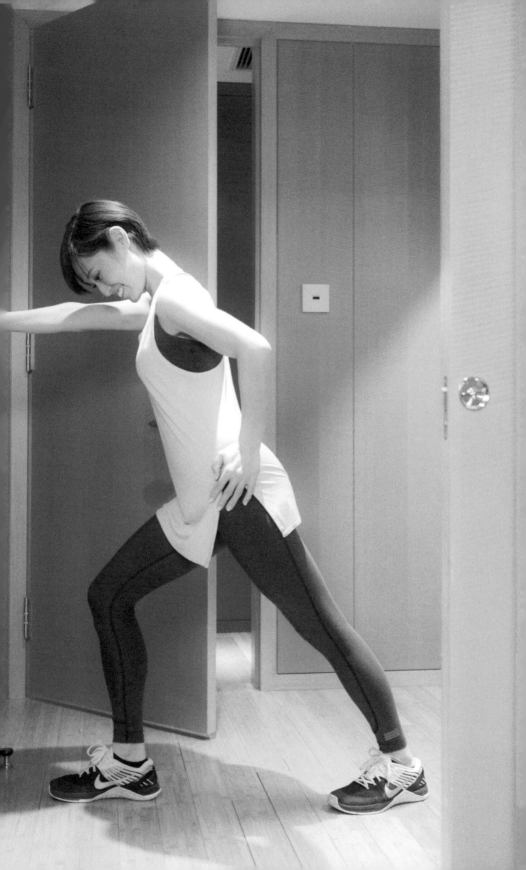

Viajar para cambiar tu estado de ánimo

Siempre viajo con mi marido, Tomoya, y mi hija de cinco años. Descubrir paisajes de naturaleza exuberante es lo que más me revitaliza. En la mayoría de nuestros viajes, no dejamos de grabar. Sobre todo si encontramos uno de esos lugares que te aclaran la mente. En esos casos, me gusta filmarlo todo. Por ejemplo, recuerdo una ocasión en la que fuimos a Hokkaidō. En un principio, quería grabar en el lago Akan, pero la niebla nos lo impidió y fuimos al lago Toya. Mientras subíamos la montaña desde la orilla del lago, nos encontramos con un paisaje espectacular. Quise fotografiarme en aquel lugar, de modo que me senté y, justo un momento antes de apretar el botón, me levanté de golpe. Y es que, cuando me encuentro con un paisaje tan dinámico, también quiero que mis posturas lo sean.

En mis viajes siempre llevo muchas maletas, donde guardo, entre otras cosas, la pelota de golf y la piedra que uso para masajear las plantas de los pies. La piedra me la encontré por casualidad en un hotel de Tailandia y, como no rueda, la uso en el avión. Otras cosas que siempre llevo son: un parasol, una cantimplora con mi bebida favorita, vitaminas, una esterilla de yoga… Cuando viajo suelo vestirme con ropa de yoga y sandalias. Así puedo grabar cuando me apetezca.

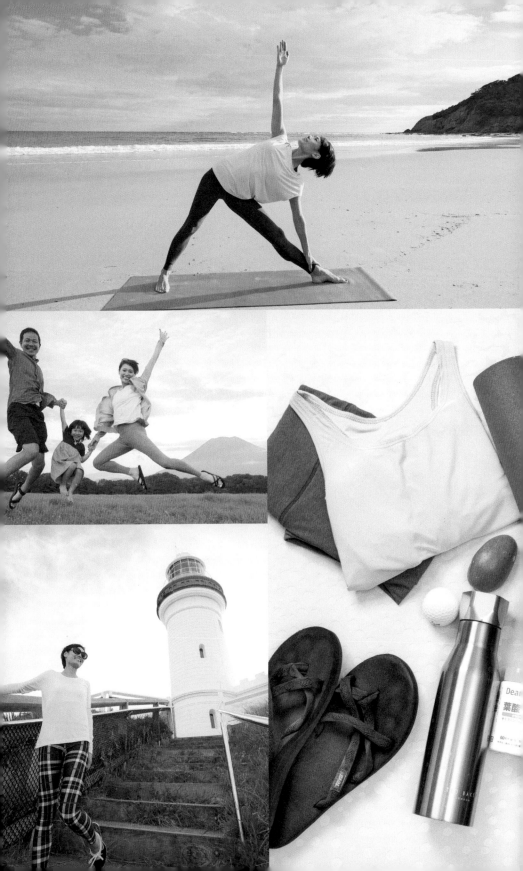

Levantar la pelvis para dejar de estar encorvada

POSTURA DEL PUENTE

- Ajusta la distorsión pélvica y espinal.
- Mejora la función respiratoria.
- Prepara el sistema nervioso autónomo.
- Mejora la postura.
- Levanta los glúteos y el pecho.

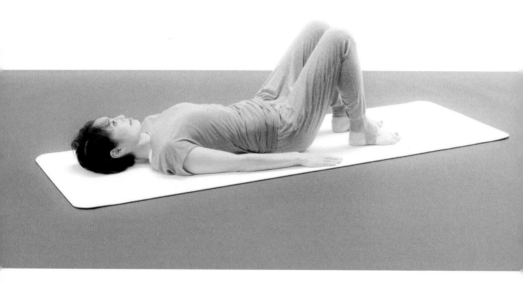

1 Túmbate bocarriba, dobla las rodillas y abre las piernas en paralelo con la cadera. Coloca las manos con naturalidad al lado del cuerpo y con las palmas hacia abajo. Mira hacia el techo.

Levantar la pelvis con firmeza ayuda a ajustar la distorsión de la pelvis y la columna vertebral. Al estimular la columna y abrir el pecho, mejoramos la función respiratoria y activamos el sistema nervioso.

¡Ten cuidado de no doblar demasiado la cintura!

Forma una línea
recta con las ro-
dillas en parale-
lo.

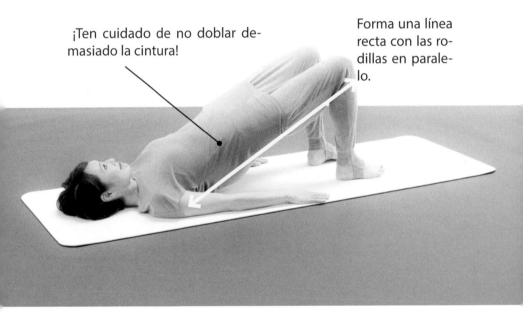

2 Haz fuerza con los pies y levanta la pelvis. Si doblas demasiado el cuerpo, puedes hacerte daño en la zona lumbar, así
que estira el cuerpo sin doblarlo.

Girar el cuerpo para prevenir
el dolor de espalda

POSTURA DEL COCODRILO

- Mejora la función intestinal.
- Mejora y previene el dolor de espalda.
- Ajusta la distorsión de la pelvis y la columna.
- Activa el sistema nervioso autónomo.

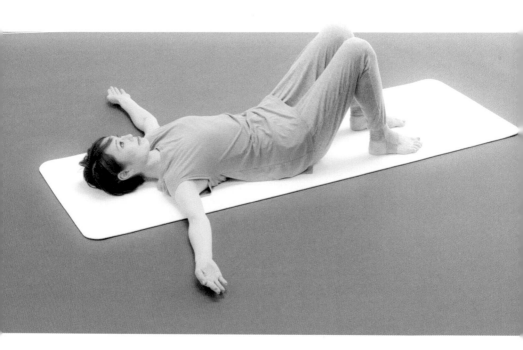

1 Túmbate bocarriba y dobla ambas rodillas. Estira los brazos hacia los lados y mira al techo.

Al girar la parte superior del cuerpo relajamos la zona de la cintura. Además de estimular los intestinos, tiene otros efectos como aliviar y prevenir el dolor lumbar, corregir la distorsión de la pelvis y la columna, y mejorar la postura.

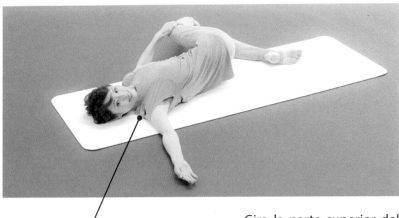

Ten cuidado de que el hombro no quede flotando.

OTRO LADO

2 Gira la parte superior del cuerpo mientras respiras. Gira la cara hacia el lado contrario de la pierna para aliviar la rigidez en el cuello.

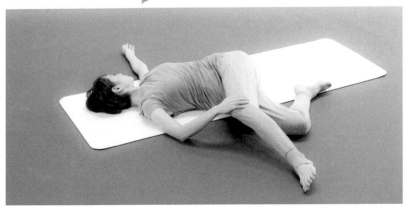

3 Repítelo hacia el otro lado. Si ambos hombros tocan el suelo, la rodilla de la pierna que giras no necesita tocar el suelo.

Para la vista cansada
y el cuello agarrotado

ESTIRAMIENTO DEL CUELLO
MIENTRA EMPUJAS LA CABEZA

- Elimina la rigidez de cuello.
- Alivia la vista cansada y el dolor de cabeza.
- Aclara tus pensamientos.

Estira las cervicales para acabar con el cuello agarrotado.
    Refresca la mente masajeando la cabeza con los dedos.
    Recomendable para aquellos que durante el día trabajan en una oficina.

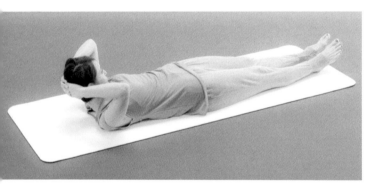

1

Túmbate bocarriba y estira las piernas. Coloca las manos detrás de la cabeza y levántala doblando el cuello.

2

Mantén la postura y mueve el cuello hacia la derecha. Si te sientes cómoda, ajusta el ángulo cambiando la dirección de la cara.

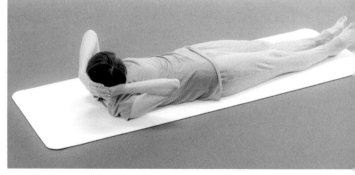

Para aquellos que sufren de vista cansada o de rigidez de cuello, lo importante es masajear la nuca y estimular el cuero cabelludo para sentirse revitalizados.

3 Mantén la postura y estira el cuello hacia el otro lado. Mueve la cara para encontrar una posición cómoda.

Puedes estirar las piernas o doblarlas.

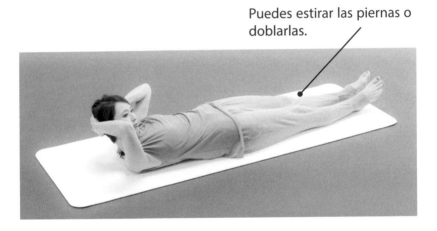

4 Coloca los dedos en la cabeza y masajea el cuero cabelludo con suavidad. También puedes presionar y cerrar los ojos.

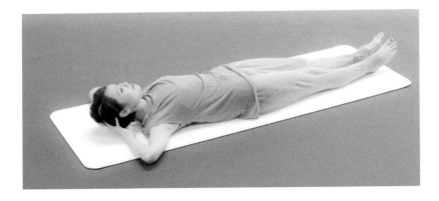

SOBRE LA COMIDA

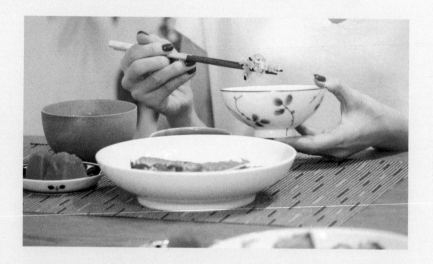

Cena tres horas antes de acostarte

Lo mejor es cenar tres horas antes de acostarse.

Si te vas a dormir con el estómago lleno, el sistema digestivo sigue funcionando y **tu cerebro estará tan activo que no podrás dormir**. Además, nuestra temperatura corporal disminuye cuando dormimos. No obstante, si los órganos internos siguen trabajando, la temperatura del cuerpo se mantendrá alta y nuestro sueño será más ligero. Y no solo eso, la digestión se ralentiza por la noche por lo que puede que tengamos malestar estomacal a la mañana siguiente.

Por otro lado, si estamos hambrientos, nuestro cerebro se despierta y no seremos capaces de dormir. Por eso, lo mejor es cenar algo ligero tres horas antes de irse a dormir.

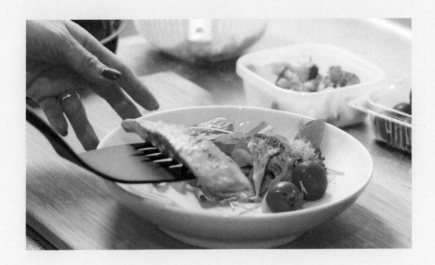

Toma proteínas

En general, siempre ceno comida japonesa. Siempre acompaño la carne y el pescado con un pequeño bol de verdura, ensalada o sopa de miso. **Cuando decido el menú, primero elijo las proteínas, como el pescado y la carne, y luego pienso en los acompañantes.**

Las proteínas son un nutriente esencial para los músculos, los huesos y los órganos. Además, aunque hable de proteínas en general, la composición de los aminoácidos de la carne, el pescado y la soja es diferente, por lo que es importante alternar estos alimentos de manera constante. En cuanto a la carne, voy rotando entre la ternera, el cerdo y el pollo.

Pese a todo, cuando compro algo que se tiene que consumir en ese mismo día, aunque suponga una carga, pienso en cómo equilibrarlo con el menú del resto de la semana.

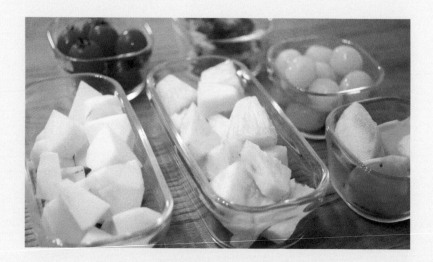

Come fruta para conseguir vitaminas

Las vitaminas actúan como si fueran una especie de lubricante que favorece al metabolismo de los tres nutrientes principales (las proteínas, los azúcares y los lípidos), que son la mayor fuente de energía del cuerpo. Al mismo tiempo, ayudan a mantener el cuerpo en buen estado. La deficiencia de vitaminas causa cansancio y aspereza en la piel.

El cuerpo es incapaz de producir la mayoría de ellas, por lo que solo se pueden obtener de la comida. En concreto, **la vitamina C es una vitamina que se disuelve en el agua y se excreta del cuerpo con facilidad. Por tanto, es importante ingerirla con regularidad.**

En mi casa, para tomar vitamina C cada día, guardo la fruta cortada en la nevera y así está siempre lista para desayunar.

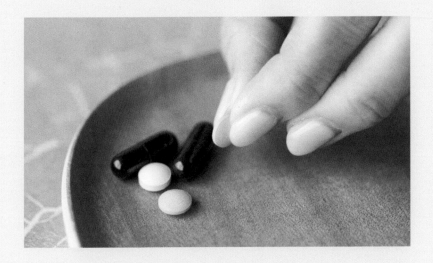

Toma suplementos alimenticios de nutrientes difíciles de ingerir

Tomo suplementos alimenticios que complementan los nutrientes que son difíciles de obtener solo con la comida. En general, hierro y vitaminas. Puesto que tengo cierta tendencia a padecer anemia, el doctor me recetó hierro. Ahora lo considero un complemento imprescindible para mí. Trato de obtener todas las vitaminas con las comidas. No obstante, si con eso no basta, tomo suplementos para complementar la dieta. Pese a ello, a veces olvido tomarlos, de modo que los he dejado para después del desayuno; así no se me pasa. ¡Tampoco me olvido de ellos cuando me voy de viaje!

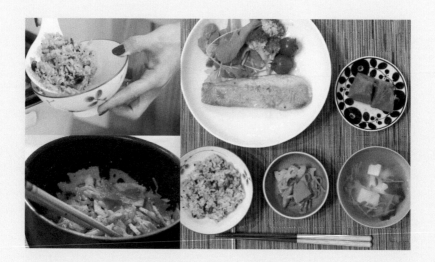

Toma ingredientes que sean buenos para los intestinos

Se dice que los intestinos son el órgano inmunitario más grande de nuestro cuerpo. Concentra aproximadamente el 70% de las células inmunitarias. Por esta razón, **si la función intestinal es deficiente, nuestro sistema inmune se debilita y tendemos a cansarnos con más facilidad.**

Para mejorar la inmunidad, conviene estimular los intestinos desde dentro, con comida, y desde fuera, con yoga. Por una parte, **debemos adoptar una dieta rica en fibra, con alimentos saludables; como la sopa de miso o el yogur.** Por otra, en lo referente al yoga, conviene practicar posturas como el abanico (p. 22), la media montura (p. 56), la desgasificación (p. 58), el cocodrilo (p. 66), la esfinge (p. 94), el plátano (p. 96) o la postura a juego (p. 98).

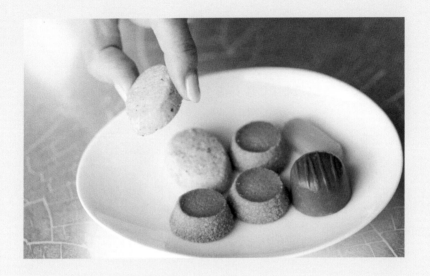

No comas dulces

Me encantan los dulces. Los guardo en la alacena de la cocina. Antes tenía la costumbre de tomarme una galleta o un trocito de chocolate cada vez que entraba en la cocina. No obstante, comer dulces engorda y no es bueno para la piel. Pero, entonces, ¿por qué el cuerpo me pedía dulces todo el rato? Probablemente, no ingería suficientes nutrientes, de modo que las galletas y el chocolate parecían una necesidad.

Ahora que sigo una dieta equilibrada, no tengo ninguna necesidad de comer dulces. Pese a ello, de vez en cuando, comer algún dulce bien merecido es un motivo de felicidad.

Sé eficiente con las tareas domésticas

Para garantizar que dispongo del tiempo necesario para darme un buen baño entre las ocho y las nueve de la tarde, me aseguro de tener todo hecho antes de esa hora. A las cinco de la tarde empiezo a preparar la cena. Mientras cocino la sopa de miso, preparo el pescado. Luego lo pongo en un bol y lo aderezo; simple y rápido. Aun así, para ganar en eficiencia, hiervo de antemano algunos acompañantes, como el brócoli o el edamame, y los guardo en una fiambrera. Si cocino *curry* o sopa, hago más de la cuenta y congelo una parte para otro día.

Recojo a mi hija de la guardería a las seis y en cuanto llegamos a casa la baño. Entretanto, termino de preparar la cena, de manera que a las siete ya estamos cenando. Después, me ocupo de otras tareas domésticas, como lavar y ordenar, y a las ocho empieza mi hora del baño.

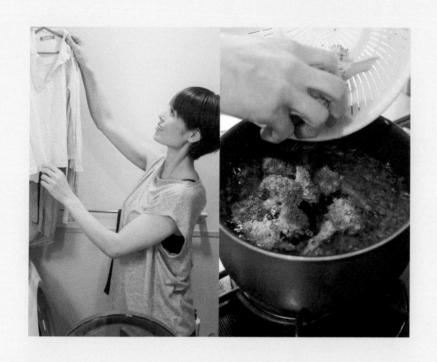

YOGA PARA REDUCIR EL ESTRÉS

Vídeos recomendados

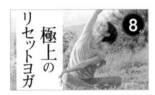

(Ponte en forma)
El mejor yoga revitalizante. Profundiza la respiración.
¡Deshazte de los hombros agarrotados y el estrés! ☆
#401/ 9 minutos

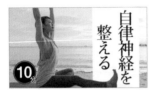 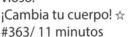

(10 minutos al día)
Yoga para activar el sistema nervioso.
¡Cambia tu cuerpo! ☆
#363/ 11 minutos

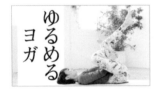

Yoga para relajar el cuerpo.
¡Deshazte de los hombros agarrotados, el dolor de espalda y el estrés! ☆
#353/ 18 minutos

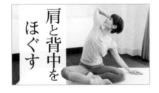

Yoga para relajar con rapidez la espalda y los hombros.
Recomendado para principiantes ☆
#344/ 14 minutos

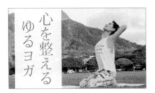

Yoga para revitalizar el cuerpo y la mente.
Recomendado para antes de dormir ☆
#276/ 16 minutos

Otras recomendaciones de yoga para reducir el estrés. Escanear el código QR te llevará directo a YouTube. También puedes buscar por el #númerodevídeo.

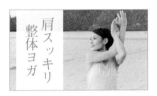 Yoga para relajar los hombros y la espalda.
¡Magnífico para los hombros agarrotados!
#245/ 16 minutos

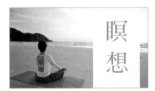 Meditación *mindfulness*.
¡Reduce el estrés y anímate! ☆
#244/ 17 minutos

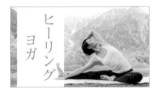 Yoga reparador.
Activa el sistema nervioso.
¡Recomendado para principiantes! ☆
#194/ 20 minutos

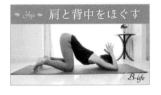 Yoga para relajar la espalda y los hombros.
¡Recomendado para principiantes y personas con poca flexibilidad! ☆
#170/ 12 minutos

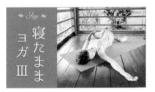 Yoga para tumbarse 10 minutos y relajarse.
¡Recomendado para principiantes! ☆
#152/ 11 minutos

Aunque los vídeos están en japonés, las secuencias te resultarán muy fáciles de seguir, porque son muy visuales.

PARTE 3

Deja que el cuerpo y la mente entren en el mundo de los sueños

YOGA PARA DORMIR

¡Mira el vídeo!

En el vídeo podrás ver las posturas de las páginas 84-89 y 94-99.
(Yoga para dormir) #416/ 22 minutos.

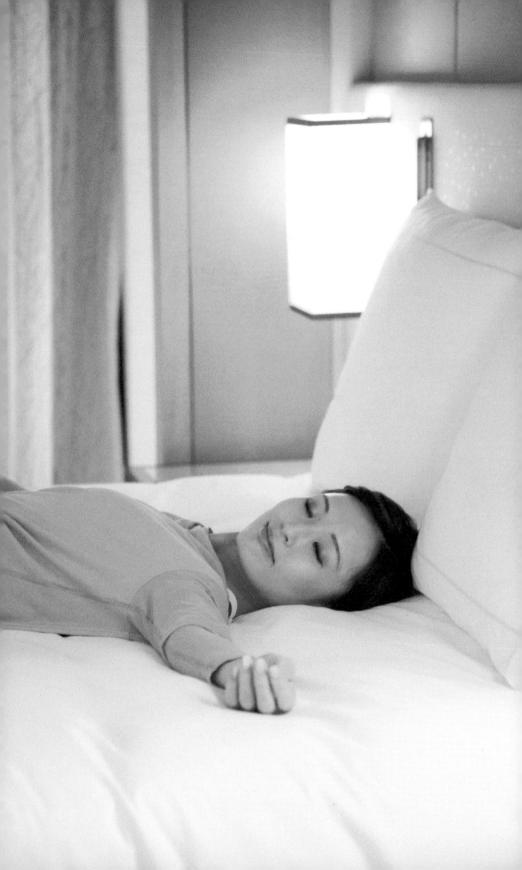

Introducción

CALMAR LAS EMOCIONES FUERTES

«Estoy muy cansada, pero no puedo dormir por culpa de los nervios». «Duermo mucho, pero no duermo bien». «Por mucho que duerma, no descanso». Todo esto se debe a que, en parte por culpa del coronavirus, hemos tenido que quedarnos en casa durante mucho tiempo sin hacer ejercicio. En consecuencia, la circulación del cuerpo empeora y tenemos problemas para dormir.

En este capítulo nos centraremos en «dormir profundamente» a fin de poner punto final al yoga para dormir. Por consiguiente, veremos las mejores posturas para relajar el cuerpo y la mente. **Dado que hay muchas posturas que facilitan el funcionamiento del sistema parasimpático, a partir de ahora podrás dormir profundamente.**

Con la postura de enhebrar la aguja (p. 84) te tumbarás bocabajo para calmar las emociones fuertes y dormir mejor. Las posturas de relajación del pecho y el cuello (p. 86), el conejo (p. 88) y el plátano (p. 96) abren el pecho de forma natural. Con estas, **tu función respiratoria mejorará y calmarás los nervios.** Asimismo, con la postura de la esfinge (p. 94) estiras el estómago y **mejora el funcionamiento intestinal.** Como resultado, dormirás mejor.

Haz la postura a juego (p. 98) cuando te entre sueño: abre la cadera con comodidad, junta los dedos de los pies, cierra los ojos y disfruta del yoga. La postura de relajación del pecho y el cuello, así como la del conejo, puede hacerse en una silla, por lo que puedes realizarla para revitalizarte frente al cansancio en la oficina. Si trabajas desde casa, tómate un descanso de un minuto para refrescarte aún más después de hacerlas. Luego, trabajarás con mucha más energía.

Estirar la espalda

POSTURA DE ENHEBRAR LA AGUJA

- Elimina la rigidez de la espalda y la zona lumbar.
- Efecto relajante.
- Mejora el dolor de espalda.

Con esta postura, eliminamos la rigidez alrededor de los hombros al pasar la mano por debajo de la axila.

Las posturas bocabajo calman las emociones fuertes y nos conducen a un sueño profundo.

1 Siéntate de rodillas y dobla la parte superior del cuerpo hacia delante. Apoya la frente en el suelo.

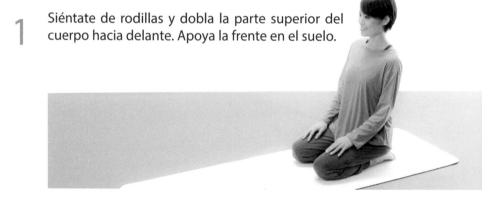

2 Estira los brazos hacia delante para que los glúteos no queden en el aire. Si aun así no consigues apoyarlos sobre los pies, coloca un cojín debajo.

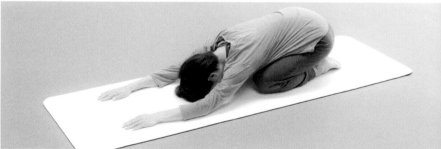

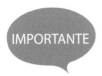

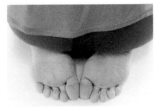

Al sentarte de rodillas, no superpongas los dedos gordos de los pies. Si uno queda encima del otro, el cuerpo se distorsionará.

3 Mantén la postura y pasa una mano por debajo de la axila. Quédate así.

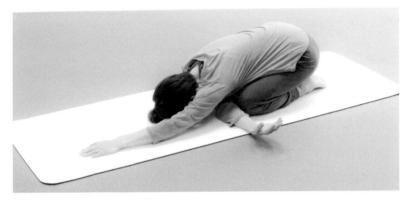

4 Estira el brazo hasta que sientas que la espalda y el omóplato se estiran. Repite lo mismo hacia el otro lado. Apoya la frente en el suelo.

HACIA EL OTRO LADO

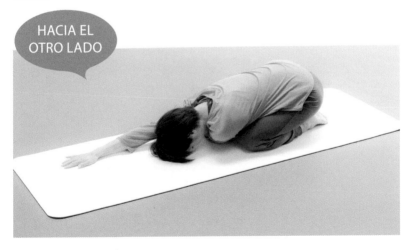

Respira profundamente
y calma la ansiedad

POSTURA SENTADA PARA RELAJAR EL PECHO Y EL CUELLO

- Profundiza tu respiración.
- Elimina la rigidez del cuello y los hombros.
- Alivia el dolor de espalda.
- Tiene efecto sedante.

1 Siéntate de rodillas y coloca ambas manos detrás de la cabeza. Toma aire mientras abres el pecho.

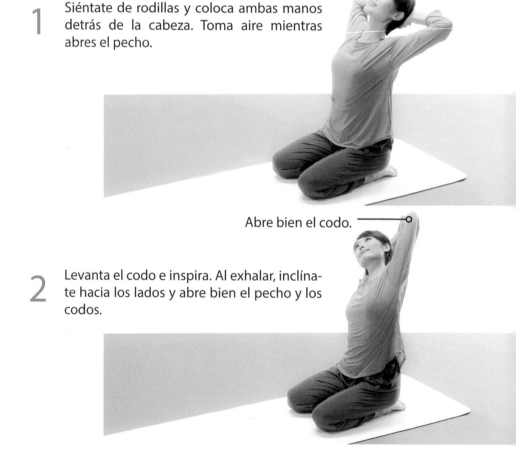

Abre bien el codo.

2 Levanta el codo e inspira. Al exhalar, inclínate hacia los lados y abre bien el pecho y los codos.

Tendemos a encorvar la espalda. Por tanto, si abrimos bien el pecho, nos resultará más fácil respirar.

Al relajar la zona del pecho, aliviamos tanto el dolor de espalda como la rigidez de los hombros y el cuello.

3 Baja la cabeza y estira el cuello. Levanta la cabeza mientras giras el cuello desde abajo hacia el lado.

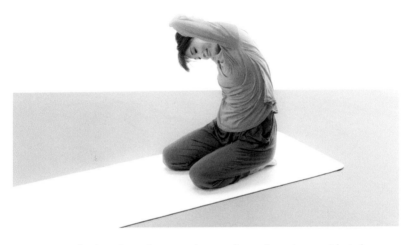

4 Una vez más, inspira y levanta los codos y la cabeza. Abrir los codos ayuda a expandir más el pecho.

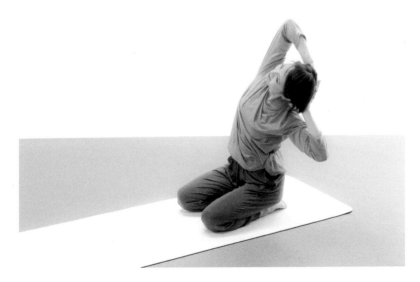

Levanta los brazos y deshazte de los hombros agarrotados

POSTURA DEL CONEJO

- Elimina la rigidez de hombros.
- Aumenta la función respiratoria.
- Tiene efecto relajante.

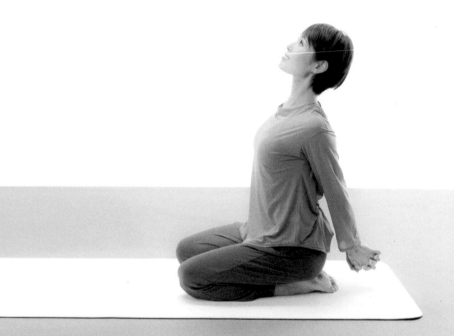

1 Siéntate de rodillas, junta las manos detrás del cuerpo y entrelaza los dedos. Nota cómo se estira el pecho y la parte delantera de los hombros.

Con las manos detrás de la espalda, levanta los brazos y abre el pecho.

Al aliviar los hombros agarrotados se mejora la función respiratoria y consigues un efecto relajante.

Esta postura también la puedes hacer en un taburete.

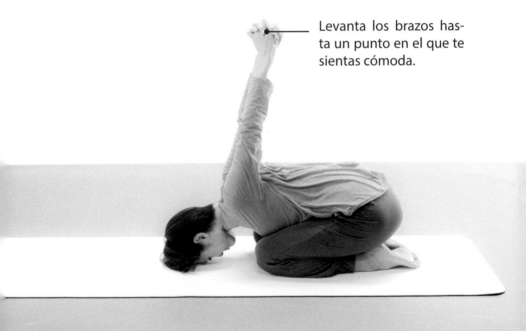

Levanta los brazos hasta un punto en el que te sientas cómoda.

2 Inspira y abre el pecho. Inclínate hacia delante mientras espiras. Con las manos entrelazadas, levanta los brazos hasta donde puedas.

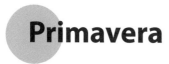 Primavera

Estira el cuerpo y alivia la fatiga de los órganos

La primavera es la época del año en que la naturaleza se despierta. De un modo similar, los humanos reactivamos el metabolismo. En este periodo, los órganos internos se encuentran totalmente activos, por lo que **tienden a cansarse más.**

Para que los órganos funcionen adecuadamente, os recomiendo **practicar las posturas en que se estiran los costados del cuerpo**. Levanta los brazos e inclínalos hacia los lados con la postura del abanico (p. 22). O túmbate bocarriba mientras giras el cuerpo con la postura del plátano (p. 96).

Además, durante esta época se producen muchos cambios. Por ejemplo, traslados y cambios de empleo. Si tienes hijos, puede ser un momento de preocupación, pues no sabes si pasarán de curso o los aceptarán en la universidad. Por su parte, socializar también puede causar mucho estrés. Por todo ello, te recomiendo las posturas de la tortuga (p. 20) o el medio lazo (p. 54) para calmarte y dormir mejor.

Cómo conseguir la condición física recomendada para cada temporada

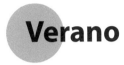 **Verano**

Abre el pecho y calma la frustración

Aunque fuera haga calor, dentro de casa hace frío por el aire acondicionado…

En verano, la diferencia de temperatura entre el interior y el exterior facilitan el desequilibrio del sistema nervioso autónomo y **nos enfadamos y frustramos con más facilidad**. Por la noche, es buena idea **practicar posturas que activen el sistema nervioso parasimpático** y así calmar el sistema nervioso simpático.

Para mantener el equilibrio del sistema nervioso autónomo, puedes practicar las posturas del puente (p. 64) y el conejo (p. 88). Además, la función gastrointestinal también tiende a disminuir. Por tanto, te recomiendo la postura de la media montura (p. 56), puesto que tumbarse bocarriba y estirar la parte frontal del cuerpo favorece la función gastrointestinal.

Además, para recuperarse del frío causado por el aire acondicionado, puedes masajearte la planta de los pies. Pisa una pelota de golf y hazla rodar, el efecto es excelente: todo el cuerpo se calienta (p. 46). Tomar muchas bebidas frías, mientras el cuerpo también está frío, causa hinchazón. Pero puedes refrescarte levantando las piernas por encima del corazón (p. 28).

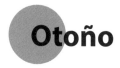 **Otoño**

¡Respira profundamente para luchar contra los virus!

Este periodo suelo pasarlo mejor porque el calor ya ha disminuido. Sin embargo, el aire es seco y la presión atmosférica cambian constantemente debido a los tifones. Por esta razón, el cuerpo se cansa con facilidad y **nuestra inmunidad se debilita.** De ahí que nuestro objetivo sea **mejorar la función respiratoria** para aumentar nuestra inmunidad y conseguir un cuerpo capaz de resistir frente a cualquier virus.

Las posturas recomendadas son aquellas que nos permiten estirar el pecho. Por ejemplo, las posturas del puente (p. 64) y las alas abiertas (p. 30), que mejoran la función respiratoria. También te servirá la postura del conejo (p. 88), donde levantamos los brazos con las manos entrelazadas hacia atrás.

A fin de mejorar el sistema inmunológico, es importante activar la función intestinal (p. 74). Para ello, conviene tomar alimentos ricos en fibra, como los yogures o la sopa de miso. Para activar los intestinos, te recomiendo las posturas de la desgasificación (p. 58) y el cocodrilo (p. 66).

Invierno

Relajar la cadera para evitar los resfriados

Cuando llega el invierno, mucha gente se preocupa por la frialdad y la hinchazón de la parte inferior del cuerpo.

Para evitar la frialdad corporal, recomiendo practicar la postura del cisne durmiente (p. 24), pues relaja la zona de la cadera y estimula la circulación sanguínea. Además, tendemos a encorvar la espalda por culpa del frío. Por esta razón, te recomiendo que practiques la postura de la esfinge para ajustar la distorsión de la columna.

Con la postura de la esfinge también se estira el estómago y se promueve el buen funcionamiento de los órganos intestinales. En invierno, hay muchos eventos donde comemos y bebemos demasiado. Así que practicar este tipo de posturas será más que conveniente. Otras posturas efectivas para cuando se come demasiado son la media montura (p. 56), el plátano (p. 96) y el puente (p. 64). Te servirán para no tener el estómago revuelto.

Lo ideal es que cuando no te encuentres bien, elijas la postura que más te convenga.

Estira la espalda y mejora la figura

POSTURA DE LA ESFINGE

- Mejora el funcionamiento de los órganos internos.
- Mejora la postura.
- Alivia y previene el dolor de espalda.
- Elimina la flacidez de la barriga.

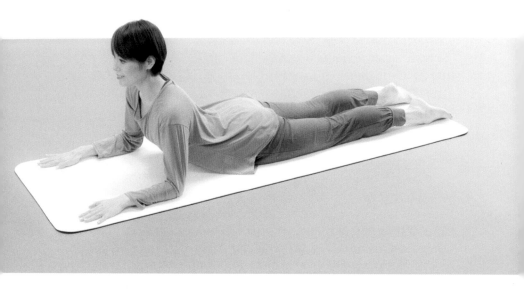

1 Túmbate bocabajo y coloca los codos debajo de los hombros. Estira las piernas con naturalidad y coloca el empeine en el suelo.

Con esta postura doblamos el pecho hacia atrás para estirar la espalda que tiende a encorvarse.

Mejora el funcionamiento de los órganos internos y corrige la postura, lo que lleva a eliminar la flacidez de la barriga.

Si sufres de dolor lumbar, no te dobles demasiado o te harás más daño.

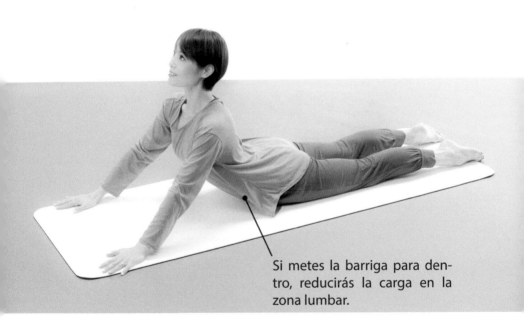

Si metes la barriga para dentro, reducirás la carga en la zona lumbar.

2 Estira los brazos con el pecho mirando hacia delante. Levanta la parte superior del cuerpo hasta un punto en el que no te duela la espalda.

Gira el cuerpo para relajarte

POSTURA DEL PLÁTANO

- Mejora la función de los órganos.
- Tiene efecto sedante.
- Relaja.
- Alivia y previene el dolor de espalda.
- Mejora la postura.

1 Túmbate bocarriba y coloca ambas manos detrás de la cabeza. Estira las piernas.

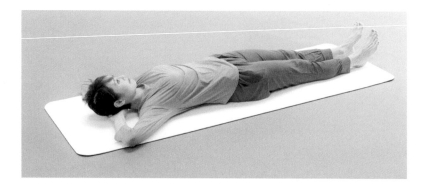

2 Coloca un pie sobre el otro y, sin girar la pelvis, dibuja con el cuerpo una línea curva como si fueras un plátano.

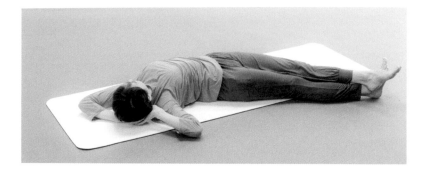

Postura relajante que abre el pecho naturalmente.

Mejora la función de los órganos internos, alivia y previene el dolor de espalda.

Estira sin miedo los costados.

Ten cuidado de no girar la pelvis.

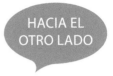

HACIA EL
OTRO LADO

3 Cambia el pie que está arriba y repite lo mismo hacia el otro lado. Siente cómo se estira todo el costado con el que dibujas la curva.

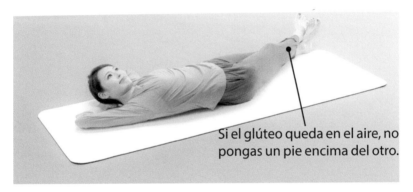

Si el glúteo queda en el aire, no pongas un pie encima del otro.

4 Estira los brazos y notarás que también se estira la parte de las axilas. Puedes cerrar los ojos.

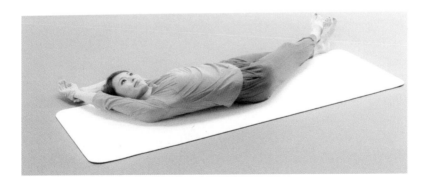

Abre las piernas para adormecerte

PIERNAS EN ROMBO

- Aumenta la flexibilidad de la cadera.
- Ajusta la distorsión pélvica.
- Activa el sistema nervioso autónomo.

Abrir las piernas mientras estás tumbada relajará la cadera y la zona pélvica, podrás dormir mejor.

Mejora trastornos ginecológicos.

Si te entra el sueño, duérmete tal y como estás.

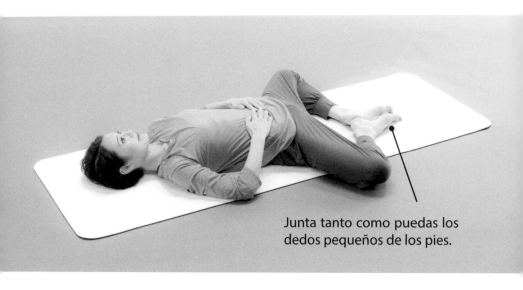

Junta tanto como puedas los dedos pequeños de los pies.

1 Túmbate bocarriba, junta las plantas de los pies y deja que la cadera se expanda. Coloca las manos en el estómago y siente la respiración.

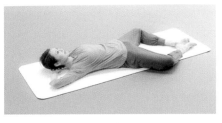

Abre la cadera hasta donde puedas. Si te cuesta, no hace falta que encojas las piernas ni que toques el suelo con las rodillas.

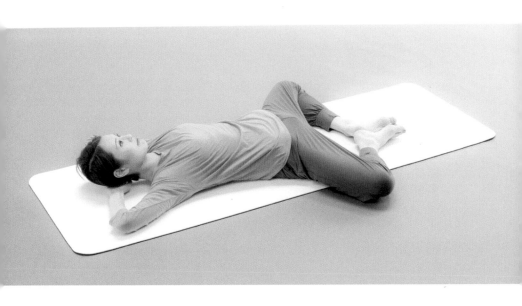

2 Coloca las manos debajo de la cabeza para relajar los hombros y el pecho, y profundizar la respiración. Cierra los ojos y siente la respiración.

Haz estiramientos relajados

Cuando nos bañamos, el cuerpo se relaja y nuestra flexibilidad aumenta de forma natural. Estirando, nos deshacemos del cansancio del día, por lo que notarás el cuerpo menos tirante. También te resultará más fácil hacer las posturas de yoga porque tus movimientos se habrán suavizado.

En mi caso, probablemente porque antes hacía *ballet,* soy muy sensible a la fatiga de los pies y no puedo dormirme si tengo los pies cansados o hinchados. Para acabar con la fatiga por completo, lo importante es centrarse en los estiramientos de la parte inferior del cuerpo. Relajar la zona de la cadera te ayudará a conciliar el sueño.

Así pues, no necesitas esforzarte mucho. Basta con relajarse durante cinco minutos en el suelo del comedor, el sofá, la cama o cualquier otro lugar. En realidad, me tomo mucho más en serio mi rutina de baño que este hábito. Aun así, hago estiramientos para relajar el cuerpo mientras observo cómo juega mi hija. Simplemente, se trata de un estiramiento relajado.

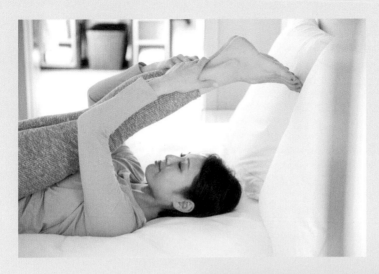

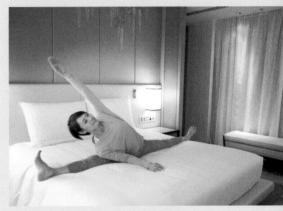

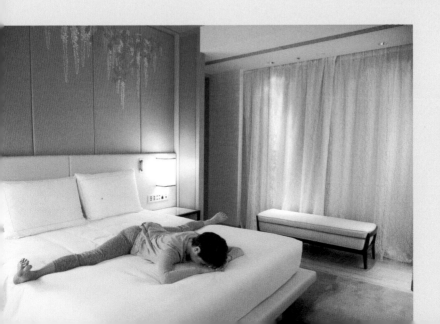

Cómo hacer estiramientos relajados

Glúteos

Inclínate hacia delante con una pierna encima de la otra. Relajarás la parte exterior de los glúteos sobre la que se coloca el pie y el área alrededor de la cadera.

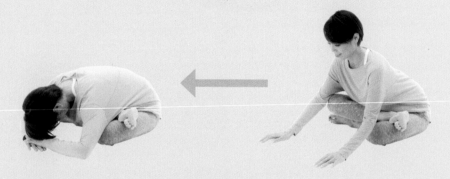

Muslos

Levanta la pierna y aguántala con las manos alrededor del gemelo. Estira con comodidad la parte posterior del muslo.

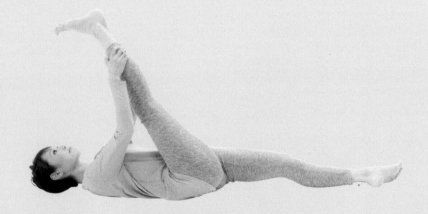

¡Relaja la parte inferior del cuerpo y di adiós a las piernas cansadas!

Cadera

Abre las piernas y estira la cadera. Levanta una mano estirándola hacia un lado y luego inclínate hacia delante.
Estírate hasta donde puedas.

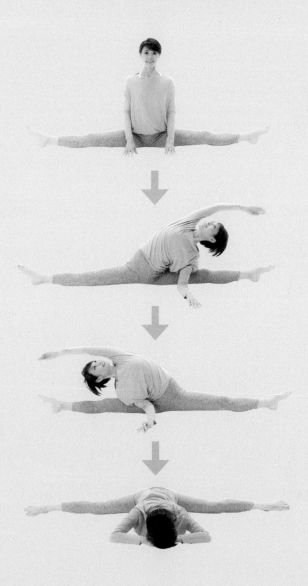

Que tu pareja te pise las suelas de los pies

Después de un largo día de trabajo me siento exhausta. Por eso, antes de ir a dormir le pido a mi marido, Tomoya, que me pise las suelas de los pies. Me tumbo bocabajo con el arco de los pies hacia arriba y, poco a poco, Tomoya me los pisa con los talones. Cinco minutos después, me siento mucho mejor y empiezo a quedarme dormida. Para mí es como un premio y, a veces, tengo que negociar para que me lo haga a cambio de un masaje de hombros (je, je). En realidad, al principio, en vez de pisarme, me los masajeaba con las manos, pero como tengo las suelas muy duras casi no lo notaba. Siempre le pedía que lo hiciera más fuerza, hasta que un día le dije que probara a pisarme las suelas como cuando te hacen un masaje asiático.

Si la persona que pisa coloca las manos en la pared y apoya su peso, este se equilibra y no lastima los tobillos de la otra.

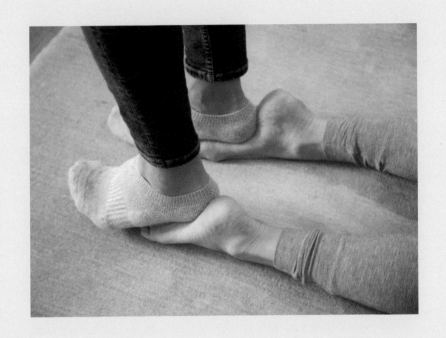

Bebe té de hierbas

Después de bañarme, bebo agua fría con gas para hidratar la garganta y quitarme la sed. En cambio, cuando me apetece beber algo antes de acostarme, bebo té de hierbas, puesto que calienta el cuerpo.

Mis favoritos son los de lavanda, citronela y manzanilla. La lavanda tiene un efecto sedante potente y calma las emociones fuertes. La manzanilla es buena para calmar el estrés y dormir mejor. Su delicado aroma te ayudará a sentirte mejor. **El té de citronela favorece a la digestión**, lo perfecto es bebértelo después de cenar o antes de acostarte. También me encanta el té de rooibos, que sirve para equilibrar las hormonas.

En muchas escuelas de yoga también toman té herbal. Este, te calienta el cuerpo y la mente con tan solo un sorbo. Y se adapta perfectamente con el yoga para dormir.

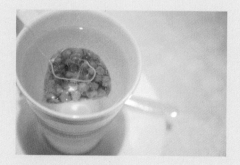

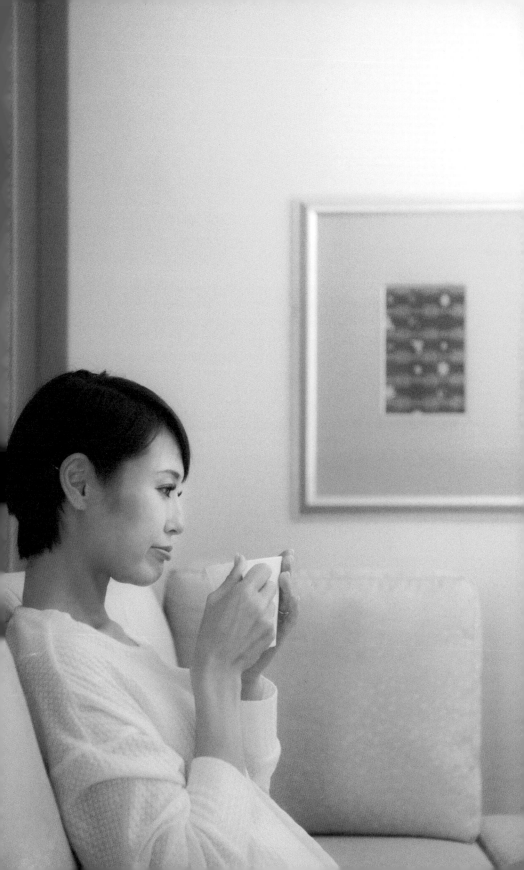

Quedarme dormida mientras hablo con mi hija

Cuando salgo del baño a las nueve, hago los estiramientos y el yoga para dormir. Después, me voy a la cama con mi hija y nos dormimos mientras hablamos. Le pregunto por su día y me cuenta lo bien que se lo ha pasado en la guardería. El otro día me dijo: «Le gusto a A. Y también a B y a C». Me dijo que estaba orgullosa y que era muy popular (ja, ja). Más tarde, una de nosotras concluyó la conversación diciendo: «Me he divertido mucho, buenas noches». Y nos fuimos a dormir. Hasta yo estoy en el mundo de los sueños cuando acuesto a mi hija. Aunque, a veces, si ella se duerme primero, aprovecho para meditar un rato. Te enseñaré mi método en la página siguiente.

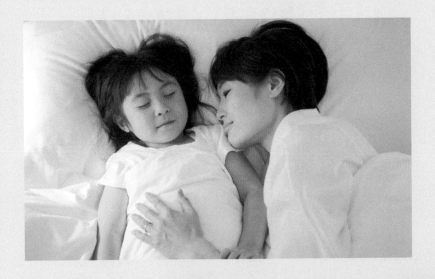

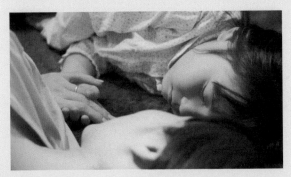

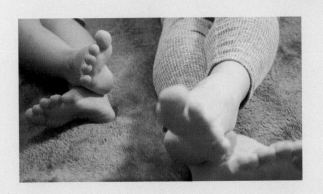

REGÁLATE UN RATO DE MEDITACIÓN

Este método se llama «escaneo corporal», y consiste en ser conscientes de nuestro propio cuerpo

Túmbate bocarriba y estira las piernas abriéndolas un poco. Estira también los brazos a los lados. Hazlo con calma, con las palmas de las manos hacia arriba y los dedos relajados. Cierra los ojos con suavidad. Mueve el cuello de lado a lado y al rodar la cabeza siente su peso y su redondez. Cuando dejes de moverte, mantén la cabeza en el centro y deja que tu nuca se hunda en la almohada. Relaja los músculos de la cara que tanto se tensan durante el día.

Aprieta los glóbulos oculares, lo suficiente como para sentir su peso. Haz todas las expresiones faciales que puedas para relajar los músculos de las mejillas, la boca y los dientes, así como para eliminar las arrugas de la frente y el entrecejo. Relaja el pecho y los omóplatos, y siente el peso de tus brazos. Ese peso te facilitará abrir la clavícula y el pecho. Relaja el abdomen y la pelvis, y no hagas fuerza con los glúteos ni las piernas. Observa cómo liberas tensión cada vez que exhalas, y cómo el cuerpo se hunde profundamente en el colchón. Una cálida respiración se extiende por todo el cuerpo. Tómate las cosas con calma, aléjate de tu vida ajetreada y sé participe de la gravedad de la Tierra.

Con las piernas cerradas como en el paso 4, estira las manos juntas hacia arriba y al inspirar, inclina la parte superior del cuerpo hacia la izquierda.

Igual que en el paso cinco, con ambas rodillas hacia afuera, dobla los codos y las rodillas. Ambos pies miran hacia fuera.

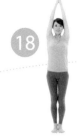

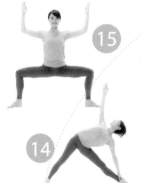

Con los dedos de ambos pies mirando hacia la derecha, aleja el cuerpo de la pierna. Levanta la mano izquierda por encima de la cabeza y abre el pecho.

Ambas manos regresan al centro. Luego, como en el paso tres, inclina lentamente el cuerpo hacia la izquierda. Nota cómo el costado derecho se estira y la respiración es más profunda.

Después de inclinarte hacia ambos lados, como en el paso dos, inspira y estira los brazos hacia arriba. Luego, colócalos a la altura del pecho como si estuvieras rezando.

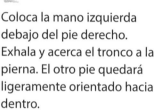

Coloca la mano izquierda debajo del pie derecho. Exhala y acerca el tronco a la pierna. El otro pie quedará ligeramente orientado hacia dentro.

La veneración a la luna que suele llevarse a cabo en luna llena y luna nueva tiene un efecto calmante. Ayuda a que el sistema parasimpático se imponga con más facilidad. Así que añádelo a tu rutina diaria.

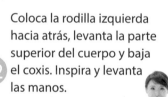

Coloca la rodilla izquierda hacia atrás, levanta la parte superior del cuerpo y baja el coxis. Inspira y levanta las manos.

Esta vez, estira la pierna izquierda hacia el lado con los dedos de los pies mirando hacia arriba. Con el codo izquierdo, empuja la rodilla y mantén las manos en el centro del pecho.

Mueve la pierna y colócate en la posición de la rana. Empuja las rodillas con ambos codos.

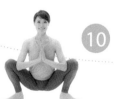

¡Mira el vídeo!

En el vídeo podrás ver las posturas de estas dos páginas.
(Veneración a la luna ¡Consigue una silueta femenina y flexible!)
#286/ 16 minutos.

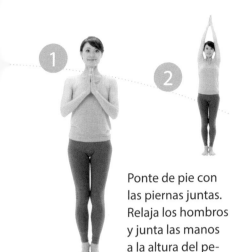

1 Ponte de pie con las piernas juntas. Relaja los hombros y junta las manos a la altura del pecho. Endereza la espalda y respira lentamente.

2 Al inspirar, con las manos juntas como si estuvieras rezando, estira los brazos hacia arriba. La mirada al frente y la espalda recta.

3 Al exhalar, inclina lentamente el cuerpo hacia la derecha. Nota cómo el costado izquierdo se estira placenteramente.

4 Regresa al centro e inclínate lentamente hacia el otro lado. La zona de las costillas se estira y profundizamos la respiración.

5 Con ambas rodillas hacia afuera, dobla los codos y las rodillas. Baja el coxis y abre la cadera.

6 Con los dos pies mirando hacia la izquierda, coloca la mano izquierda en el pie y estira la mano derecha hacia arriba. El cuerpo forma un triángulo.

7 Coloca la mano derecha debajo del pie izquierdo y acerca el tronco a la pierna. Levanta los glúteos sin levantar la planta del otro pie.

8 Baja la rodilla, endereza el tronco, inspira y levanta las manos. Ambos pies están alineados en la misma dirección.

9 Los dedos del pie derecho miran hacia arriba. Endereza la espalda. Con el codo derecho, empuja la rodilla y las manos en el centro del pecho.

VENERACIÓN A LA LUNA

Conviértelo en una rutina diaria

Yoga para dormir

PyR

P1

¡Tengo el cuerpo muy rígido y no puedo hacer las posturas bien!

R1

Si tienes poca flexibilidad, no te preocupes con la forma de las posturas, ajusta la posición de las piernas y no dobles demasiado las rodillas, haz las posturas hasta donde puedas. Si aumentas el tiempo que mantienes la postura dentro de tus posibilidades, poco a poco ganarás flexibilidad. En concreto, conviene que estires la cadera y la zona de los hombros. Si la postura es demasiado tensa, no podrás respirar bien. Concentrándote en la respiración, también relajas el cuerpo.

P2

¿Qué hago si me duele el cuerpo?

R2

Si tienes dolor lumbar, de hombros o de rodillas, no hagas posturas que te duelan o hazlas hasta donde no te duela.

Por ejemplo, si te duelen los hombros o los tienes agarrotados, y cuando levantas los brazos te duelen, levántalos solo hasta donde no te duela. Si sufres de dolor lumbar o de espalda y no puedes inclinarte hacia delante, lo mejor es que te inclines solo hasta donde puedas. Si te duele la rodilla, relajar la cadera puede ayudarte a aliviar el dolor.

P3

No me encuentro bien, ¿Puedo hacerlo aunque tenga la regla?

R3

Todas las posturas del yoga para dormir son aptas para practicar durante la menstruación. Por supuesto, si alguna postura te resulta incómoda, no la hagas. Sin embargo, las posturas que estimulan la circulación sanguínea de la pelvis ayudan a aliviar la irritación premenstrual y el dolor menstrual. Si incluyes posturas como la tortuga (p. 20), el bebé feliz (p. 34) o a juego (p. 98) en tu rutina diaria, tus problemas ginecológicos mejorarán.

P4

¿Adelgazaré si lo practico todos los días?

R4

Cuando relajas los músculos con el yoga para dormir, estimulas la circulación sanguínea y el cuerpo se calienta desde el interior. Esto hace que el metabolismo se acelere y queme grasa. Por lo tanto, adelgazarás. También ganarás calidad de sueño, de modo que tendrás la mente despejada y el cuerpo, relajado. En general, tendrás menos apetito y eso facilitará la pérdida de peso. Aun así, no será un proceso rápido. Si quieres perder peso, ¡haz yoga todos los días!

YOGA PARA DORMIR

Vídeos recomendados

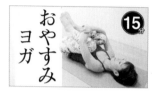 (Duerme profundamente)
Antes de dormir, haz yoga para preparar el sistema nervioso autónomo.
Recomendado para principiantes ☆
#391/ 16 minutos

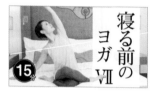 (15 minutos cada noche)
Yoga de buenas noches
para dormir mucho mejor ☆
#372 / 16 minutos

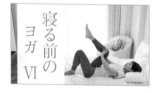 El yoga definitivo para relajarse
mientras estás tumbada ☆
#265 / 21 minutos

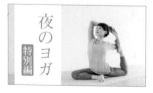 Yoga nocturno para activar el
sistema nervioso autónomo.
¡Elimina el cansancio diario! ☆
#252 / 25 minutos

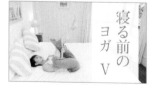 Aumenta la calidad del sueño con
el yoga para antes de dormir.
¡Recomendado para principiantes! ☆
#238 / 22 minutos

Otras recomendaciones de yoga para dormir. Escanear el código QR te llevará directo a YouTube. También puedes buscar por el #númerodevídeo.

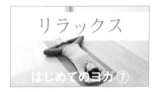 Yoga para relajarse tumbada en el suelo.
¡Despeja la mente y el cuerpo! ☆
#217 / 18 minutos

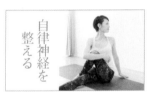 Yoga para relajarse.
¡Activa el sistema nervioso autónomo!
Recomendado para principiantes ☆
#207 / 35 minutos

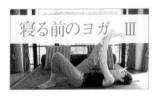 ¡Yoga para aliviar el cuerpo y la mente antes de dormir!
Recomendado para principiantes ☆
#178/ 17 minutos

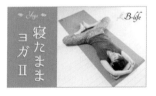 Yoga para hacer tumbada.
Activa el sistema nervioso autónomo.
Recomendado para cuando no te apetece hacer nada ☆
#109 / 16 minutos

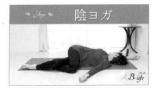 Yoga para activar el sistema nervioso autónomo.
Excelente para dormir ☆
#63 / 23 minutos

Aunque los vídeos están en japonés, las secuencias te resultarán muy fáciles de seguir, porque son muy visuales.

PARTE 4

Al final del día, enfréntate a ti misma con calma

ANÍMATE Y DESCANSA

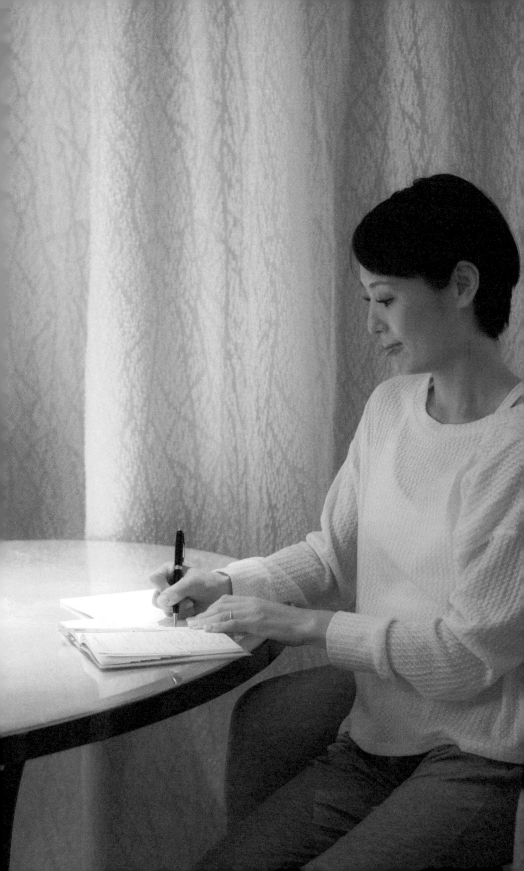

Introducción

ESCRIBE SOBRE TU DÍA A DÍA

Después del yoga y antes de ir a dormir, tengo la costumbre de escribir todo lo que me ha sucedido durante el día. Así pues, suelo hacer una lista con lo que he hecho. «He grabado un vídeo y he ido a pilates», por ejemplo.

Tampoco es que escriba mucho, uso una libreta con un calendario mensual por página, y trato de que quepa todo lo que quiero anotar. Más que un diario, es una lista de recordatorios.

Divido cada elemento por colores: azul para el trabajo; rojo para cuestiones personales; y verde para los entrenamientos.

Tengo esta costumbre desde secundaria. Por aquel entonces, apuntaba en un cuaderno todo lo que me decía mi profesora de *ballet*. Así comprobaba hasta dónde llegaba cada día y era consciente de qué días había conseguido un paso u otro.

Después, leo lo que he escrito y, en caso de merecerlo, me digo: «hoy te has esforzado».

Mi objetivo con este pequeño diario es sentirme completa haciendo algo importante cada día. Cualquier logro cuenta, ya sea que has grabado en el estudio, o que has aprendido una lección. Ahora bien, si haces el vago, el día se consumirá sin más.

Todos tenemos días en los que el tiempo pasa sin más y no hemos hecho nada. En momentos así, me siento francamente mal. Además, si no hago nada durante el día, tampoco consigo dormir por la noche. Prefiero terminar la jornada sintiéndome realizada por haber conseguido algo y no haber perdido el tiempo. De ese modo, también el ánimo mejora poco a poco.

Por tanto, cuando no tengo nada que hacer, me marco un objetivo y no me doy por satisfecha hasta lograr mi meta. Así, por ejemplo, escribo: «Correr diez kilómetros».

LAS ELECCIONES DE HOY CONSTRUYEN EL MAÑANA

Cómo, cuándo y dónde. La vida es una elección constante. Todos los días, te planteas un montón de preguntas. Pero ¿qué hacemos una vez que nos hemos decidido? A fin de cuentas, **lo mejor es no volver a dudar.**

Muchas veces, por ejemplo, decido lo que quiero comer por intuición. Por otra parte, siempre que puedo, me reservo algunas palabras de ánimo para mi familia o para mí.

No importa lo pequeña que sea tu decisión. Si adoptas una respuesta negativa, no irás bien encaminada. En cambio, si tomas la decisión con una actitud positiva, avanzarás con paso firme.

Tal vez no cambie mucho durante las primeras semanas. Sin embargo, más adelante notarás grandes diferencias. Esta acumulación de decisiones construirá tu futuro: valora las pequeñas decisiones del presente.

Pese a todo, a veces yo también me frustro con pensamientos negativos. Eso sí, cuando me doy cuenta de lo que estoy haciendo, trato de cambiar mi forma de pensar de inmediato. Arrastrar ese tipo de pensamientos se convierte en un hábito, así que ten cuidado. En mi caso, cuando muevo el cuerpo y duermo bien, también consigo alejarme de esos pensamientos. No obstante, debes encontrar tu propio método de reinicio para ir en la buena dirección.

APRENDE AQUELLO QUE TE GUSTA

Estudiar aquello que nos gusta nos conduce a crecer como personas. Yo llevo años aprendiendo sobre el pilates. Era instructora en un gimnasio cuando escuché por primera vez algo al respecto de este método. Así pues, primero asistí a un curso y luego, para consolidar las bases, empecé de cero en una institución especializada.

Al repasar los conceptos básicos, descubrí nuevos aspectos que había ignorado. Así, comencé a entender mejor los efectos de cada movimiento o lo que debía hacer para evitar ciertas lesiones. También he aprendido mucho de mi instructora; sus explicaciones son muy didácticas. Por todo ello, he llegado al punto en que puedo contarte con mis propias palabras todo lo que aprendí.

Con todo lo que ha generado el coronavirus, resulta difícil asistir a las lecciones de forma presencial. Aun así, hay muchas clases *online* que también son divertidas. Y, la verdad, que no tengamos que molestarnos ni en salir, es uno de los motivos por los que me parece muy cómodo aprender desde casa. Si hay algo que te interese, ¿por qué no pruebas con una clase virtual?

MEJOR EMPEZAR POR METAS PEQUEÑAS

Seguro que alguna vez te han preguntado: «¿Cuál es tu sueño?». Personalmente, no pienso mucho en el futuro. Por supuesto, en algunas ocasiones me imagino lo bien que estaría conseguir esto o lo otro, pero no me fijo metas a largo plazo. Si me propongo un objetivo para dentro de tres años, me frustraré demasiado si no consigo cumplirlo y sentiré que todos mis esfuerzos han sido en vano.

Con veinte años ya me había propuesto en qué momento y en qué lugar quería tener un hijo. Pero esas pautas nunca salen según lo esperado. Esta vez ha pasado lo mismo con el coronavirus. Todos teníamos grandes planes que han fallado simplemente porque no podíamos salir de casa, ¿verdad?

Por eso no me gusta perseguir grandes metas y prefiero fijarme objetivos más pequeños. Normalmente, mi horario para el día siguiente es más o menos fijo; teniéndolo en cuenta y siendo realista, me establezco tres objetivos y voy a por ellos. Por ejemplo: correr en la cinta o grabar un vídeo.

A medida que vayas alcanzas dichas metas, tu experiencia de éxito se acumula y tu seguridad aumenta. Eso te conducirá a ser más feliz.

HAZ AQUELLO QUE TE GUSTA PARA ESTAR DE BUEN HUMOR

Para ser feliz, debes ser proactivo en aquello que te gusta. A mí me gusta sudar y comer. Cuando salgo a correr o me baño, sudo y me siento renovada física y mentalmente. Me cambia el humor por completo.

También adoro comer. En general, fijo el menú para el desayuno, mientras que para la comida como lo que me apetece. Y soy feliz.

Dado que ajusto la cena según lo que he comido al mediodía, puedo comer sin estrés y mi condición física y mental mejora de forma natural.

Si tu dieta es buena, el cuerpo te pedirá alimentos saludables. Por tanto, si se te antoja un dulce de vez en cuando, no te preocupes y disfrútalo. Además, postrarse frente a un delicioso dulce es motivo de felicidad; y resistirse constituye una gran fuente de estrés.

Si estás de buen humor, te divertirás. Por el contrario, si estás de mal humor, no te divertirás, y no importa cuan divertido sea aquello que estés haciendo. En función de eso, tu día cambiará por completo.

Por tanto, cuando estés de mal humor, ¡mímate un poco! Si haces lo que te gusta, tú y tu entorno sonreiréis con naturalidad.

EL PODER DE LAS PALABRAS: CAMBIA EL «ESTOY CANSADA» POR UN «HE DADO LO MEJOR DE MÍ»

Normalmente, las palabras que más escuchamos son aquellas que decimos sin pensar. En mi caso, necesité un tiempo desde que comencé a reformular mis palabras para darme cuenta de lo mucho que me influían. Así pues, poco a poco, cambié ese «estoy cansada» por un «he dado lo mejor de mí» o un «me siento completa». Como resultado, aunque sigo notando el cansancio al final del día, me siento feliz. Por eso, debes cambiar las palabras negativas por palabras positivas.

En nuestro día a día, las personas suelen alegrarse más cuando les damos las gracias que cuando nos disculpamos. Siempre que puedo, tengo palabras de agradecimiento.

Mirando hacia atrás, me doy cuenta de que **el poder de las palabras también es importante para tomar conciencia de aquello que queremos hacer.** Cuando hablo con la gente de mi alrededor, también hago este tipo de declaraciones. De tal manera, alcanzarás tus metas de una forma más natural y simple.

Hace seis años conocí a mi marido, Tomoya. Recuerdo que, ya por aquel entonces, no paraba de decirme que él asistiría a mis clases *online* si las hiciera. Es de esos que no se andan con rodeos. Pero yo también hablo sin tapujos sobre lo que quiero hacer en el futuro y, normalmente, lo consigo; por eso confío tanto en el poder de las palabras.

Yoga para dormir
CALENDARIO DE 2 SEMANAS

He preparado un calendario para aquellos que quieran introducir el yoga para dormir en su rutina diaria. Tras ver un vídeo, te resultará sencillo seguir viendo otros que se parezcan. Si sigues este calendario, no solo encontraras vídeos entretenidos que no conocías, también conseguirás diferentes efectos y moldearás tu cuerpo de forma equilibrada. Por ejemplo, cuando nos duele la cadera, cuidamos esa zona del cuerpo. Sin embargo, para que el dolor de cadera desaparezca, es igual de importante relajar otras zonas que aparentemente se adolecen menos. ¡Pruébalo!

Cómo usar el calendario

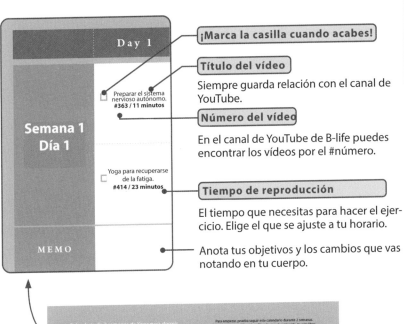

Day 1

☐ Preparar el sistema nervioso autónomo.
#363 / 11 minutos

Semana 1 Día 1

☐ Yoga para recuperarse de la fatiga.
#414 / 23 minutos

MEMO

¡Marca la casilla cuando acabes!

Título del vídeo

Siempre guarda relación con el canal de YouTube.

Número del vídeo

En el canal de YouTube de B-life puedes encontrar los vídeos por el #número.

Tiempo de reproducción

El tiempo que necesitas para hacer el ejercicio. Elige el que se ajuste a tu horario.

Anota tus objetivos y los cambios que vas notando en tu cuerpo.

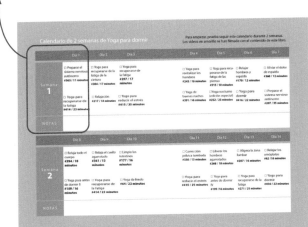

◀ ¡Descarga el calendario!

Puedes descargar en PDF tu calendario de dos semanas.
Te recomiendo que lo imprimas y lo cuelgues en la pared.

Calendario de 2 semanas de Yoga para dormir

	Día 1	Día 2	Día 3
Semana 1	☐ Preparar el sistema nervioso autónomo **#363 / 11 minutos**	☐ Yoga para recuperarse de la fatiga de la cintura **#384 / 17 minutos**	☐ Yoga para recuperarse de la fatiga **#397 / 17 minutos**
	☐ Yoga para recuperarse de la fatiga **#414 / 23 minutos**	☐ Relajación **#217 / 18 minutos**	☐ Yoga para reducir el estrés **#415 / 25 minutos**
NOTAS			

	Día 8	Día 9	Día 10
Semana 2	☐ Relaja todo el cuerpo **#394 / 18 minutos**	☐ Relaja el cuello agarrotado **#341 / 13 minutos**	☐ Limpia los intestinos **#177 / 16 minutos**
	☐ Yoga para antes de dormir II **#109 / 16 minutos**	☐ Yoga para recuperarse de la fatiga **#414 / 23 minutos**	☐ Yoga de fondo **#64 / 23 minutos**
NOTAS			

Para empezar, prueba seguir este calendario durante 2 semanas.
Los vídeos en amarillo se han filmado con el contenido de este libro.

Día 4	Día 5	Día 6	Día 7
☐ Yoga para revitalizar los hombros **#245 / 16 minutos**	☐ Yoga para recuperarse de la fatiga de las piernas **#315 / 10 minutos**	☐ Relajar hombros y espalda **#170 / 12 minutos**	☐ Aliviar el dolor de espalda **#360 / 12 minutos**
☐ Yoga de buenas noches **#391 / 16 minutos**	☐ Yoga nocturno (edición especial) **#252 / 25 minutos**	☐ Yoga para dormir **#416 / 22 minutos**	☐ Preparar el sistema nervioso autónomo **#207 / 35 minutos**

Día 11	Día 12	Día 13	Día 14
☐ Corrección pélvica tumbada **#330 / 13 minutos**	☐ Liberar los hombros agarrotados **#268 / 18 minutos**	☐ Aligera la zona lumbar **#287 / 16 minutos**	☐ Relajar los omóplatos **#62 /18 minutos**
☐ Yoga para reducir el estrés **#415 / 25 minutos**	☐ Yoga para antes de dormir IV **#199 /16 minutos**	☐ Yoga para recuperarse de la fatiga **#271 / 25 minutos**	☐ Yoga para dormir **#416 / 22 minutos**

Para terminar

Descubrí el yoga a raíz de mi trabajo como instructora en un gimnasio. Por entonces, acababa de dejar la compañía de *ballet* y, como no era consciente ni de mi propio cansancio, me lesionaba una y otra vez. Sin embargo, desde que empecé a hacer yoga, he aprendido a escuchar a mi cuerpo, que a veces se cansa. Si eres consciente de ello, evitarás las lesiones y mantendrás un buen equilibrio entre el cuerpo y la mente.

Al principio, cuando empecé con el yoga, creía que simplemente haría unos estiramientos más. No obstante, después de algunas clases, cambié por completo de opinión. Con las últimas posturas para dormir te sentirás cómoda y te olvidarás de todo. El cuerpo se relaja, el cerebro se refresca y tu mente se adormece. Es un sentimiento indescriptible.

Hoy por hoy, son muchas las personas que no terminan de adaptarse a la situación que se ha generado a raíz del coronavirus. En consecuencia, la tensión física y mental aumentan. Pero, precisamente por eso, tienes que enfrentarte a tu cuerpo a través del yoga. Sé amable contigo mismo y ten dulces sueños.

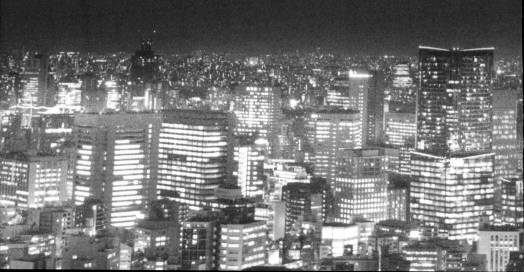

Me gustaría expresar mi más sincero agradecimiento a: Mi chiko Fujikawa y Chie Kuno de Mandarin Tokyo, pues nos han proporcionado un espacio maravilloso para la producción de este libro; Junji Kimura de Shogakukan, por hablar con la editorial; la escritora Junko Ikeda; Tomoya, mi marido, por apoyarme y ayu-darme a maximizar mi desempeño; y, por supuesto, a todos vosotros. Hemos llegado hasta aquí gracias a vuestras cálidas palabras y vuestros mensajes de apoyo. Me siento muy agradecida, y continuaré haciendo todo lo posible para ayudaros a tener una buena salud física y mental.

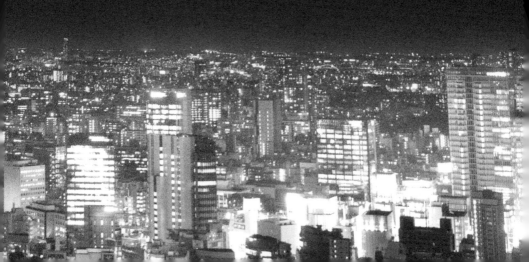

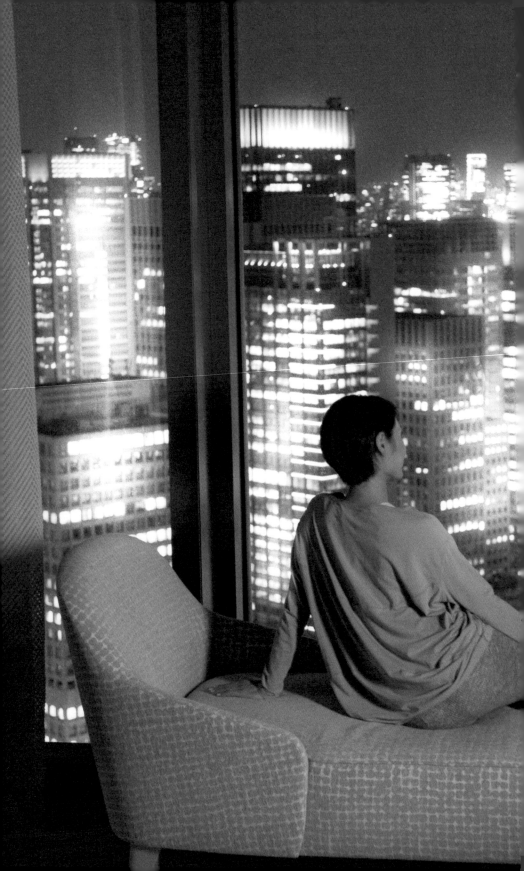

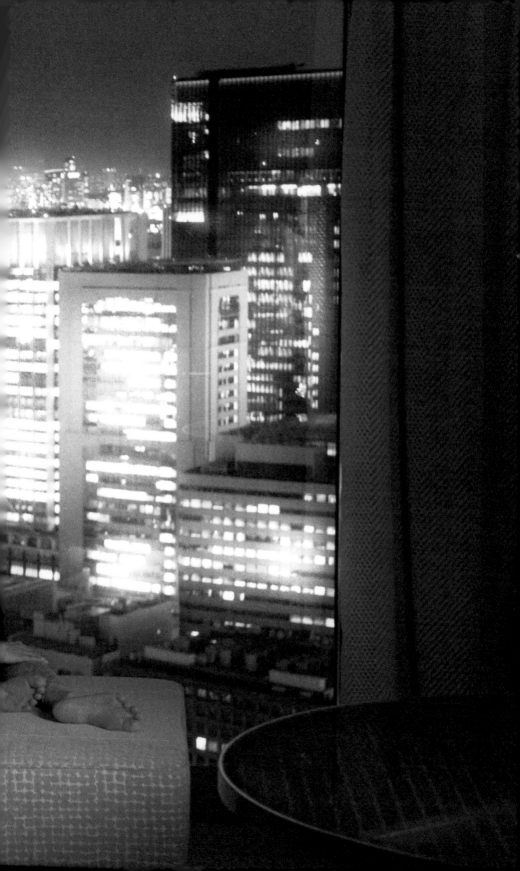

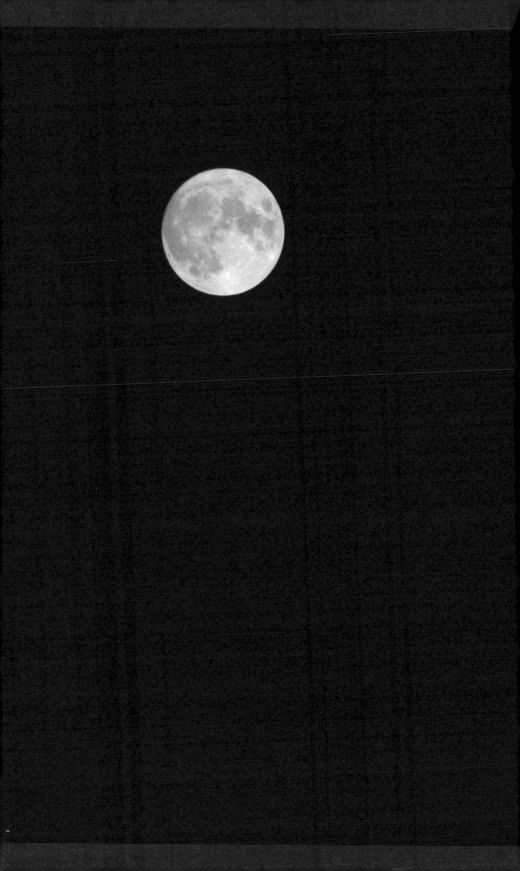

Sobre Mariko

Instructora de B-life nacida en la provincia de Chiba, Japón. Empezó a practicar *ballet* a los nueve años y, durante su época en el instituto, fue miembro del club de gimnasia rítmica del centro.

En la universidad, asistía a clases durante el día y, por las noches, acudía a una escuela de *ballet* en Tokio. Tras graduarse, ingresó en la Compañía Nacional de Ballet y actuó en numerosos espectáculos.

Tras dejar la compañía de ballet, fue profesora de esta disciplina y se preparó para impartir clases de yoga y *fitness*. En B-life, utiliza su experiencia para crear vídeos originales de yoga, *fitness* y *ballet* que son muy populares en Japón.

Sobre Tomoya

Nacido en la provincia de Gifu, Japón. Junto a Mariko, es miembro fundador de B-life. Después de graduarse en Contabilidad, trabajó para una empresa de informática y tecnología que quebró a los dos años.

En 2004, se mudó a Canadá para estudiar Negocios Internacionales y aprender inglés en un intento de reconstruir su carrera profesional. Allí tuvo su primer contacto con el yoga y comenzó a practicarlo.

Al volver a Japón, trabajó para varias empresas extranjeras como Hermes y Disney antes de crear su propio negocio. Inició el canal B-life junto a su esposa Mariko. Enseguida, el canal ganó 410 000 suscriptores y acumuló más de 6 millones de visitas, lo que lo convirtió en el canal de yoga y *fitness* más popular entre las mujeres japonesas. En B-life, se encarga de la gestión del canal, la grabación, la edición y la planificación de los vídeos.

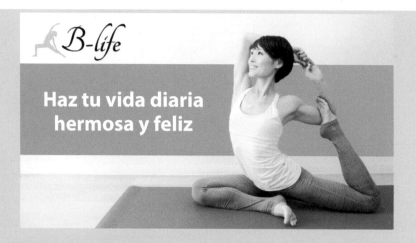

El salón *online* de B-life

En el salón *online* de B-life apoyamos a aquellos que aspiran a convertirse en su mejor versión a través del deporte y la dieta, tanto si quieren ser más positivos y estar más sanos, como si quieren ponerse en forma y tener un cuerpo bonito. Tu cuerpo actual es el resultado de tus hábitos. Por eso, si quieres cambiarlo, necesitas cambiar de hábitos. Para ello, todo lo que necesitas es hacer deporte y comer bien. Es algo muy simple, pero muy difícil a la vez. Aunque sepas que necesitas cambiar de hábitos, tienes muchas cosas que hacer: estudiar, trabajar, cuidar a los hijos… Incluso viviendo en la era de la información, muchas personas se sienten perdidas y no saben qué tipo de ejercicios deberían hacer o qué comida es mejor para su salud.

Por todo ello, el salón *online* de B-life te ayudará a cambiar de hábitos y, aunque tengas poco tiempo, adquirirás rutinas buenas para tu cuerpo y conseguirás un cuerpo bonito y sano a base de ejercicio y dieta.

 ◀ ¡Para más detalles, aquí!

https://lounge.dmm.com/detail/1005

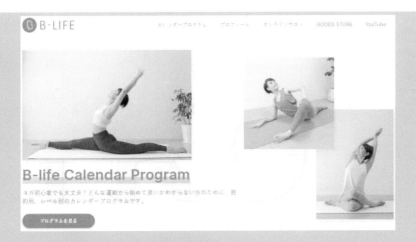

La web de B-life

En la web de B-life encontrarás un calendario actualizado regularmente. Subimos muchos contenidos gratuitos: programas para mejorar la condición física, programas para principiantes, programas para dormir bien, programas matutinos… Si no sabes qué hacer después de ver nuestros vídeos de YouTube, pásate por nuestra web y sigue el programa.

Además, en la web también podrás comprar nuestros productos originales: esterillas de yoga ecológicas, productos de alta calidad para hacer yoga, calendarios originales de B-life… ¡Échales un vistazo!

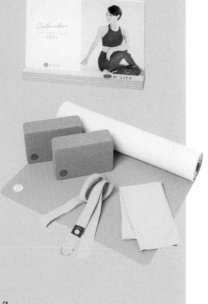

◀ ¡Para más detalles, aquí!

https://b-life.style

Sobre B-life

El canal de Youtube de Mariko y Tomoya empezó en abril de 2016. Los ejercicios de Mariko son fáciles de entender y sus programas se adaptan a las necesidades de los espectadores. Asimismo, las imágenes grabadas por Tomoya son de alta calidad. Como resultado, el canal ha sido muy bien recibido y en septiembre de 2020 superó el millón de suscriptores. De esta forma, se han convertido en los *youtubers* de yoga más populares de Japón. Han publicado *La magia del yoga*, *La magia del pilates* y *Un torso perfecto en 5 minutos*.

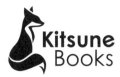

Esperamos que haya disfrutado
de *Yoga para dormir,* de Mariko y Tomoya,
y le invitamos a visitarnos
en www.kitsunebooks.org,
donde encontrará más información
sobre nuestras publicaciones.

Recuerde que también puede seguir
a Kitsune Books en redes sociales
o suscribirse a nuestra newsletter.